Schwangerschaftsabbruch aus medizinischer Sicht

Legal oder illegal

von

Dr. med. Ulrich Wolff

40 Tabellen,
19 Graphiken und 2 Abbildungen

Sammlung Göschen Band 8001

Walter de Gruyter
Berlin · New York · 1973

ISBN 3 11 004288 6

Printed in Germany.

Satz und Druck: Mercedes-Druck, 1 Berlin 61

Vorwort

Es ist dringend an der Zeit, das ‚Problem § 218' zu versachlichen. Allein Fakten und Zahlen können zur notwendigen Entemotionalisierung der Erörterungen um die Neugestaltung des legalen Schwangerschaftsabbruchs beitragen. Nüchterne Erwägung des Für und Wider zwischen Freiheit und Einordnung, Selbstbestimmung und Gemeinschaftsverantwortung ist die unabweisbare Forderung der Zeit, der wir uns alle zu stellen haben.

In der vorliegenden Arbeit wird der Versuch unternommen, anhand von statistischem Material einschließlich graphischen Darstellungen den Beweis zu erbringen, daß in vielen west- und osteuropäischen Ländern mit außerordentlich differenzierten politischen, sozialen und ökonomischen Verhältnissen Wege gefunden worden sind, die sicher keine Ideallösung, doch eine sehr viel ehrlichere Neuordnung des Schwangerschaftsabbruches erbracht haben. Sie kommen der sozialen Wirklichkeit näher als unsere aus dem vorigen Jahrhundert stammenden gesetzlichen Bestimmungen. Aus sozial-medizinischer Sicht heißt die Alternative letztlich nicht Fristen- oder Indikationslösung, sondern legaler Schwangerschaftsabbruch oder illegale Abtreibung. Damit das Goethewort sich nicht erfülle: „Es erben sich Gesetz und Rechte wie eine ew'ge Krankheit fort", sind Politiker, Ärzte, Juristen, Theologen, Pädagogen und Soziologen gleichermaßen mit dieser Darstellung aufgerufen, kooperativ mehr als bisher endlich Anschluß an moderne Gesetzgebungen und Ausführungsbestimmungen zu erreichen. Bislang steht die Bundesrepublik Deutschland u.a. mit Spanien, dem Freistaat Irland und der Zentralafrikanischen Republik in der hintersten Reihe der Staaten hinsichtlich moderner, sozialgerechter Abortgesetzgebung. „Wir müssen uns auf eine mittlere Linie einigen, die uns befreit von dem nur zu berechtigten internationalen Vorwurf, daß die Bundesrepublik

Deutschland hinsichtlich Familienplanung und Geburtenkontrolle ein unterentwickeltes Land sei" *(H. Nachtsheim).*

Darüber hinaus ist diese medizinische Abhandlung gleichsam eine Fortsetzung des juristischen, von *F.-Ch. Schroeder* zusammengestellten Bandes „Abtreibung – Reform des § 218", der im gleichen Verlag in der Reihe ‚Aktuelle Dokumente' im Jahre 1972 erschienen ist.

Berlin, Januar 1973 Der Verfasser

Inhalt

Dokumente

Seite

Anmerkungen

Seite

A. Einleitung: Die Problemstellung

Fakten sind seit eh und je nützlicher als Ideologien. Zahlen sind objektive Beweismittel, die vorgeformte Theoreme auf ihre wissenschaftliche Haltbarkeit in die Zange nehmen. Graphiken erläutern einen Tatbestand manchmal besser als subjektiv verfärbte Auslassungen. Mathematische Bezüge korrigieren weltanschauliche, soziologische und politische Hypothesen.

Obwohl viel, sehr viel zum Thema Schwangerschaftsabbruch in den letzten drei Jahren in der Bundesrepublik Deutschland und in Berlin (West) in Wort und Schrift veröffentlicht worden ist, liegen relativ wenig hieb- und stichfeste Materialsammlungen zu diesem Thema vor. Vor allem fehlt es an Veröffentlichungen von Zahlenmaterial aus jüngster Zeit. Die Studie von *Heiss* zur „Abortsituation in Europa und in außereuropäischen Ländern", eine der führenden Veröffentlichungen auf diesem Gebiet, schließt vor 1960 mit seinen statistischen Angaben ab [1]. Auch die Arbeit von *Mehlan* „Internationale Abortsituation, Abortbekämpfung, Antikonzeption" ist 1961 erschienen [2]. Die demographischen Daten stammen hauptsächlich aus dem Jahrzehnt 1950–1960.

Da in sehr vielen Ländern in West und Ost die Tendenz zur Liberalisierung der Abortgesetze in den letzten Jahren sichtlich zugenommen hat, ist das Fehlen von neuem statistischem Material besonders bedauerlich. Es wird deshalb hier der Versuch unternommen, Lücken zu schließen durch Beibringung von Fakten, Zahlen und Gesetzen besonders aus den letzten 10 Jahren[1]) (Tabelle A).

[1]) Anm. 1

Tabelle A: Gesetzgebung über Schwangerschaftsabbruch in der Welt

---

Die Definitionen der zur Klassifizierung verwendeten Begriffe werden von der Weltgesundheitsorganisation verwendet:

Medizinische Indikationen	L – Um das Leben der Mutter zu retten. L&H – Um die Gesundheit der Mutter zu erhalten (in einigen Ländern bezieht sich das sowohl auf die geistige wie die körperliche Gesundheit). M – Nicht spezifizierte medizinische Gründe.
Eugenische Indikationen	Eug – Um die Übertragung erblicher Krankheiten zu verhindern und die Geburt von Kindern, die in Gefahr sind, infolge von intra-uterinären Schäden körperliche oder geistige Störungen zu haben, zu vermeiden.
Ethische Indikationen	Eth – Wo die Schwangerschaft aus einem Verbrechen wie Vergewaltigung, Inzest oder Geschlechtsverkehr mit einem Minderjährigen oder einem Geisteskranken hervorgeht.
Medico-soziale Indikationen	MS – Mehrere frühere Geburten in enger Aufeinanderfolge, der Zeitraum seit der letzten Geburt, häusliche Schwierigkeiten infolge von Kleinkindern im Haushalt, eine schwierige finanzielle Situation oder die schlechte Gesundheit anderer im selben Haushalt lebender Personen.
Soziale Indikationen	S – Zahl der Kinder, Tod oder Invalidität des Ehegatten, Illegitimität.
Abtreibung auf Wunsch	R – Ein Gesetz, das es einer Frau ermöglicht, ihre Schwangerschaft auf Wunsch beendigen zu lassen, ohne irgendeine Indikation nachzuweisen.

Afrika	**Illegal**	**Legal**
Algerien		L
Ägypten		L(L&H)[1])
Äquatorial Guinea	*	
Äthiopien		L&H
Botswana		M[1])
Burundi		L
Dahomey	*	

Elfenbeinküste		L
Gabun		L
Gambia		M
Ghana		L&H
Guinea		L
Kamerun		L&H, Eth
Kenia		M
Kongo (Brazzaville)		L
Lesotho		M
Liberien		L&H
Libyen		L
Madagaskar	*	
Malawi		M
Mali		L
Marokko		L&H
Mauritius	*	
Niger		L
Nigeria		L&H
Obervolta		L
Reunion	*	
Ruanda		L
Sambia		M
Senegal		L
Seychellen		M
Sierra Leone		L&H
Somaliland		L
Südafrika		L(L&H)[2])
Sudan		L
Swasiland		M
Tansania		L
Tschad		L
Togo		L
Tunesien		L&H, MS, S[3])
Uganda		L&H
Zaïre		L
Zentralafrikanische Republik		L

Amerika	**Illegal**	**Legal**
Argentinien		L&H, Eth
Bolivien	*	
Brasilien		L, Eth
Chile		L
Costa Rica		L&H

Cuba		L&H, Eug, Eth
Dominikanische Republik	*	
Ekuador		L&H, Eth
El Salvador		L&H, Eug
Guadelupe		L
Guatemala	*	
Haiti	*	
Honduras		L&H
Jamaica		L&H
Kanada		L&H
Kolumbien	*	(L, Eth)[2])
Mexico		L, Eth
Montserrat		M
Nikaragua		L
Panama	*	
Paraguay		L
Peru		L
Puerto Rico		L
Trinidad & Tobago		L&H
Uruguay		L&H, Eth, S
USA		L&H, Eug, Eth, MS
Venezuela		L

Asien und Ozeanien	**Illegal**	**Legal**
Afghanistan		L(L&H)[2])
Australien		L&H, Eug, MS[5])
Bahrein		L
Burma	*	
Ceylon		L&H
China (Volksrepublik)		L&H, Eug, Eth, MS, S, R
Fidschi		L
Hongkong	*	
Indien		L&H, Eug, Eth, MS, S[3])
Indonesien	*	(L)[1])
Iran		L
Irak		L, Eth
Japan		L&H, Eug, Eth, MS
Jordanien	*	(Eth)[1])
Kambodscha		L
Korea (Nord)		(MS)[1])
Korea (Süd)	*	(L)[1])
Kuwait		L
Laos	*	
Libanon	*	(Eth)[1])

Malaysia	*	(M)[2]
Mongolei		L&H, Eug, Eth
Nepal		L&H
Neuseeland		L
Pakistan		L
Philippinen	*	
Saudiarabien	*	
Singapur		L&H, Eug, Eth, MS, S
Syrien	*	
Taiwan	*	
Thailand	*	
Türkei		L&H, Eug[3]
Vietnam (Nord)		(MS)[1]
Vietnam (Süd)	*	
Yemen		L
Zypern		L

Europa	**Illegal**	**Legal**
Albanien		L
Belgien	*[6]	
Bulgarien		L&H, Eug, Eth, MS, S
Dänemark		L&H, Eug, Eth, MS, S
Deutschland, Bundesrepublik		L
Deutschland, Demokratische Republik		L&H, Eug, Eth, MS, S, R
Finnland		L&H, Eug, Eth, MS, S
Frankreich		L
Griechenland		L&H, Eth
Großbritannien		L&H, Eug, MS
Irland	*	
Island		L&H, Eug, Eth, MS
Italien		L, Eth
Jugoslawien		L&H, Eug, Eth, MS, S
Luxemburg	*	
Malta	*	
Niederlande		L
Norwegen		L&H, Eug, Eth, MS
Österreich		L
Polen		L&H, Eth, MS, S
Portugal	*	
Rumänien		L&H, Eug, Eth, MS, S
Schweden		L&H, Eug, Eth, MS
Schweiz		L&H, MS[4]

Spanien	*	
Tschechoslowakei		L&H, Eug, Eth, MS, S
UdSSR		L&H, Eug, Eth, MS, S, R

[1]) In der Praxis.
[2]) In bestimmten Fällen verringerte Strafe.
[3]) Einschließlich Versagen des Empfängnisverhütungsmittels.
[4]) Einige Einzelstaaten oder Bezirke sind liberaler.
[5]) Nur Südaustralien.
[6]) Nicht streng durchgeführt.
Quelle: IPPF, Bulletin Nr. 216, März 1972.

In der Laienpresse, aber auch in medizinischen und standespolitischen Veröffentlichungen, ist zahlreiches Material zu diesem Thema erschienen, von dem vieles, entgegen wissenschaftlicher Arbeitsweise, durch emotionalen Überbau die zu fordernde Objektivität vermissen läßt.

Deshalb: Genug der weltanschaulichen und religiösen Kontroversen, der politischen Deklarationen, der Kassandrarufe und Selbstanklagen, die alle mehr verdunkeln als erhellen!

Auch nach endgültiger gesetzlicher Neufassung des derzeitigen § 218 durch das Parlament werden die Probleme sich nicht verringern, wenn auch in ihren Schwerpunkten verlagert sein. Mit journalistischen Kavalkaden wie „Nicht an ‚intrauterinem Blutbad' beteiligen", so *Dietel* in einer Überschrift zur Erörterung des Abortproblems im „Hamburger Ärzteblatt", nachgedruckt in der Zeitschrift „Der Frauenarzt", ist es nicht getan [3]. Aus der Vielzahl der rational unkontrollierten, subjektiven bis undisziplinierten Aussagen seien beispielhaft die folgenden zitiert:

> *„Der Ungeborenen Tötung – Abtreibung: Tod den Ungeborenen! – Die Tötung des Menschen durch den Menschen. – Für die Exekution bei einer Legalisierung kommt der Arzt nicht in Betracht! – Die intrauterine Euthanasie als Schreckbild und in Analogie zum perfektionierten Massenmord der Nazizeit, – der Arzt als Erfüllungsgehilfe, der Tötung auf Wunsch, – Abschaffung des Gebärzwanges, – Abtreibungselend, Aufstand der unterdrückten Frauen mit dem Proletarierfanal: „Mein Bauch gehört mir!" – Der Paragraph voll Blut und Tränen. – Der Arzt in der Rolle des Henkers." –*

Dies sind weitere für den emotional gesteuerten Ausdrucksstil typische Äußerungen. *Mitscherlich* hat drei Selbsttäuschungsmächte, die für Kollisionen zwischen Ich und Umwelt verantwortlich sind, als Deutungsmerkmale herangezogen:

„(1) Der Prozeß der Verschiebung von Affekten auf einzelne oder Gruppen in der Außenwelt (nicht ich oder wir, die anderen hassen);
(2) der Prozeß der Projektion von inneren Konflikten (nicht ich oder wir, die anderen verstoßen gegen Gesetz, Gewissen und Menschlichkeit);
(3) der Prozeß der Verleugnung (ich oder wir haben überhaupt jene schimpflichen Wünsche nicht, die mir oder uns höchst unbilligerweise zugeschrieben werden) . . ."

In der Diskussion um den § 218 findet man ein Testfeld ersten Ranges für diese drei sich stützenden psychischen Prozesse vor (zit. n. *H. Poettgen*) [4].

I.

Schwangerschaftsabbruch wird heute weltweit nicht mehr isoliert, z. B. als medizinische Aufgabe allein betrachtet. Auch in Europa, also auch bei uns, ist das nicht mehr möglich. Es ist ein Fehlschluß zu meinen, wir Mitteleuropäer wären Günstlinge des Jahres 2000, könnten in einem laissez faire die drohende Weltkatastrophe betrachten[1]). Die Frequenzkurve der Menschheit nach *Nachtsheim* [5] zeigt dies besser als viele Worte (Graphik I). Diese Voraussage Nachtsheims stimmt sehr genau mit den Berechnungen überein, die die UNO im Jahre 1970 veröffentlicht hat (Tabelle 1).

Im Zeitalter der Atomtechnik und des immer engeren Zusammenschlusses großer kontinentaler Bevölkerungsgruppen zu Produktions- und Verbrauchergemeinschaften werden auch wir in den Sog der Bevölkerungsexplosion und ihrer Auswirkungen einbezogen werden. Wie nah die Probleme und deren Auswirkungen auf Zuwachs-, Geburten- und Sterblichkeitsrate in allen Ländern der Erde beisammenliegen, zeigt Tabelle 2.

[1]) Anm. 2

Graphik I
Bevölkerung der Erde
Frequenzkurve der Menschheit
(H. Nachtsheim)

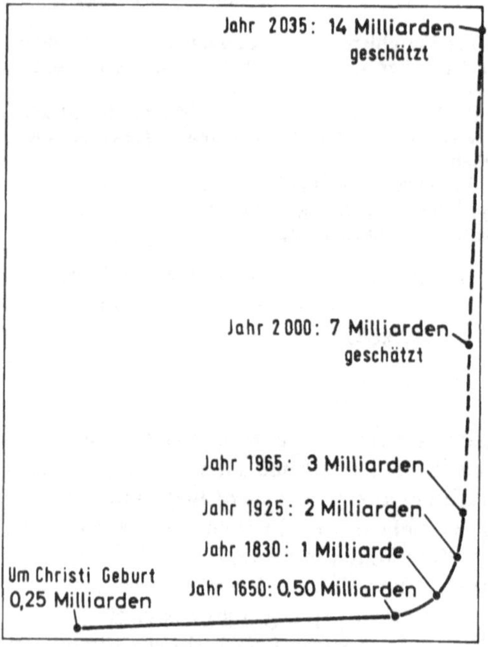

Frequenzkurve der Menschheit seit dem Jahr 0. Seit der Mitte des 17. Jahrhunderts ist zwar bereits eine stärkere Zunahme zu verzeichnen, doch liegt der Knick, der die Kurve aus einer Waagerechten zu einer Senkrechten hat werden lassen, im 20. Jahrhundert.

Besonders für Europa sind die Zahlen bezüglich ihrer nur sehr geringen Variationsbreite hierfür charakteristisch.

Eine Vielzahl sich teilweise ergänzender, andererseits widersprechender oder paralysierender Fakten ist in allen Teilen der Erde zu beobachten; unter dem Schlagwort: ‚Bevölkerungsexplosion – Weltproblem Nr. 1‘! ist es allerorts bekannt. Ledig-

Tabelle 1: Vergangener und vorausgesagter Weltbevölkerungszuwachs (in Millionen Menschen)

	1960	1970	1980	1990	2000
Gesamt	2981	3632	4457	5438	6494
Mehr entwickelte Gebiete	976	1090	1210	1336	1454
Weniger entwickelte Gebiete	2005	2542	3247	4102	5040

Quelle: Eine gedrängte Übersicht über die Weltbevölkerungssituation 1970. UNO-Ausgabe Januar 1972, IPPF Bulletin.

lich graduelle Unterschiede, in der Substanz erstaunlich ähnlich, sind folgende Fakten auf der ganzen Erde, das alte, – sterbende? – Europa eingeschlossen. In dem noch anhaltenden aufsteigenden Schenkel der Parabel sind dies:

Bevölkerungszunahme einerseits,
Tendenz der Geburtenbeschränkung andererseits,
wachsende Industrie- und Produktionskapazitäten,
Mehrverbrauch an Nahrungsmitteln.

Der absteigende Schenkel der Parabel ist gekennzeichnet durch:

Rohstoffverknappung,
Nahrungsmittelbewirtschaftung bis hin zu Hungersnöten,
zunehmende Umweltverschmutzung,
gesundheitliche und ökonomische Katastrophen durch Krankheitszunahme und Weltwirtschaftskrisen.

Um diesen zentralen, die Existenz der Menschheit gefährdenden Zusammenbruch zu steuern, ist Geburtenregelung s. Familienplanung[1]) eine der positiven, Schwangerschafts-

[1]) Anm. 3

Tabelle 2: Weltbevölkerung 1970 (Schätzungen in der Jahresmitte)

	Bevölkerung (i. Millionen)	Zuwachsquote (Prozent)	Geburtsquote (pro Tausend)	Sterblichkeitsquote (pro Tausend)
Welt	3633	2,0	34	14
Afrika	344	2,6	46	20
Westafrika	101	2,5	49	24
Ostafrika	98	2,5	43	18
Nordafrika	87	3,1	48	17
Mittelafrika	36	2,1	45	24
Südafrika	23	2,4	41	17
Amerika	511	2,1	30	10
Nordamerika	228	1,2	18	9
Lateinamerika	283	2,9	39	10
Südamerika (trop. Zone)	151	3,0	41	11
Mittelamerika	67	3,4	44	10
Südamerika (gemäss. Zone)	39	1,8	26	8
Karibische Inseln	26	2,3	36	13
Asien	2056	2,3	38	15
Ostasien	930	1,8	31	13
China	765	1,8	33	15
Japan	103	1,1	18	7
Das übrige Ostasien	61	2,5	34	9
Südasien	1126	2,8	44	16
Mittleres Südasien	762	2,8	45	17
Südostasien	287	2,8	43	15
Südwestasien	77	2,9	36	13
Europa	468	0,8	18	10
Westeuropa	149	0,8	17	11
Südeuropa	128	0,9	19	9
Osteuropa	104	0,8	17	10
Nordosteuropa	81	0,6	18	11
Ozeanien	19,4	2,0	24	10
Australien und Neuseeland	15,4	1,9	20	9
Melanesien	2,8	2,4	42	18
Polynesien und Mikronesien	1,2	3,1	40	9
UDSSR	243	1,0	18	8

Quelle: Demographisches Jahrbuch der Vereinten Nationen 1970.

unterbrechung eine der negativen Maßnahmen, um gesellschaftliche Stabilisierung zu ermöglichen bzw. ihre bevölkerungsbedingte Ausuferung zu steuern (Graphik II).

Wie stark das Problem des künstlichen Schwangerschaftsabbruches[1]) eingebettet ist in einen Komplex von differenten biologischen, wirtschaftlichen, finanziellen, industriellen und medizinischen Determinanten, zeigen 3 Kurven (Graphik III), die ein Führungsteam des Massachusetts Institute of Technology (MIT) kürzlich erarbeitet hat [6].

Graphik II
Korrelationsschema
(M. Potts)

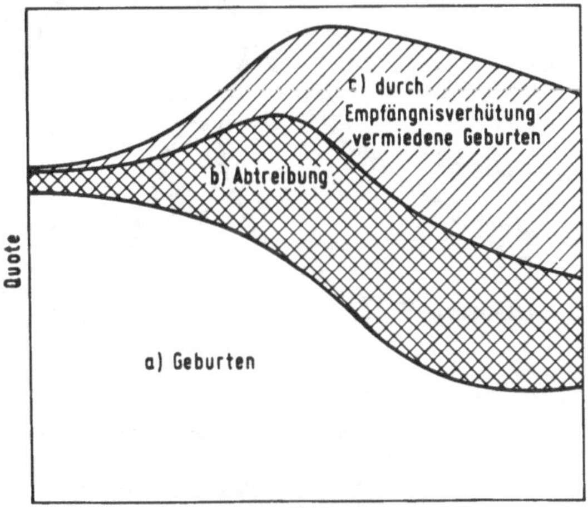

Graphisch dargestellt ergibt sich folgende Beziehung zwischen den 3 Größen:

a) Geburtenziffer
b) legaler und illegaler Schwangerschaftsabbruch
c) durch Kontrazeption verhinderte Geburten

[1]) Anm. 4

Graphik III A
Standardlauf des Weltmodells

(D. Meadows) [6]

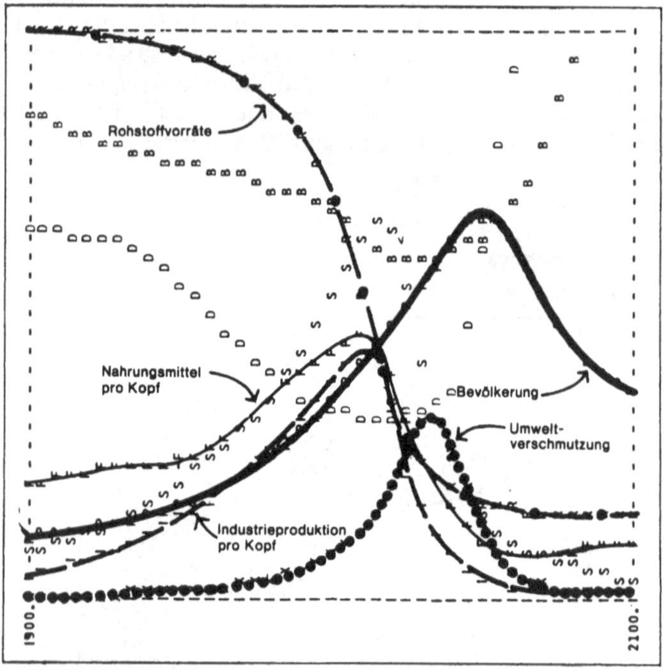

Drei der Projektionen, die das am MIT durchgespielte Weltmodell geliefert hat.
Wenn alles so weiterläuft wie bisher, dann werden Erdbevölkerung, Industrieproduktion, Nahrungsmittelerzeugung und Umweltverschmutzung zunächst rapide zunehmen. Doch die Rohstoffverknappung wird noch vor Ablauf der nächsten hundert Jahre die industrielle Basis zusammenbrechen lassen. Alsbald werden Hunger und Krankheiten zu einer drastischen Dezimierung der Menschheit führen.

Graphik III B
Rohstoffvorräte – Umweltverschmutzung – Geburtenkontrolle
(D. Meadows) [6]

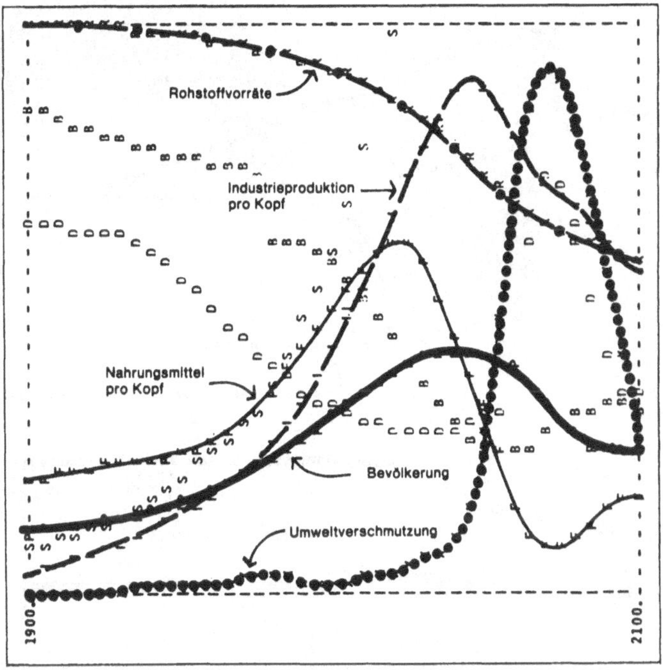

Sollte in naher Zukunft eine weltweite perfekte Geburtenkontrolle möglich sein, und würden uns dramatische technische Fortschritte eine nahezu unbegrenzte Rohstoffversorgung ermöglichen, dann wäre eine Nahrungsmittelkrise dennoch nicht aufzuhalten.

Graphik III C
Stabilisiertes Weltmodell I
(D. Meadows) [6]

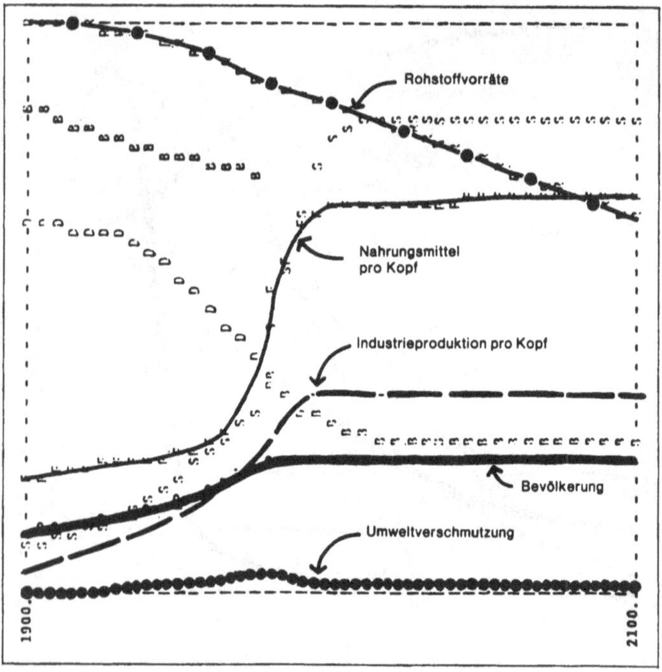

Eine stabile Zukunft ergab die Hochrechnung des Weltmodells nur unter der Voraussetzung, daß in naher Zukunft weltweite Maßnahmen zur Kontrolle des Bevölkerungswachstums, zur Stabilisierung und Gleichverteilung der Industrieproduktion sowie zur Schonung der Umwelt und der Rohstoffquellen getroffen werden.

II.

Vergleichende Analysen verschiedener Staaten lassen eine Gruppierung in 3 Sektionen zu. Innerhalb dieser sind weitgehende zeitliche, substantielle, sozio-kulturelle Übereinstimmungen zu erkennen:

In der Gruppe I sind zusammengefaßt die skandinavischen Staaten:

Dänemark,
Schweden,
Finnland und
Norwegen.

In diesen Ländern wird der Familienplanung seit etwa 40 Jahren große Beachtung geschenkt. Avantgardistische Ärztinnen wie Dr. h.c. *Ottesen-Jensen*, Schweden, und Agnete *Braestrup*, Dänemark, haben seit 1930 in ihren Ländern Pionierarbeit geleistet, die auch auf andere Länder sich fördernd ausgewirkt hat. In Deutschland gebührt dieses Verdienst u. a. Dr. Anne-Marie *Durand-Wever* und Dr. Ilse *Brandt*, Berlin [7]. In Skandinavien liegt somit ein Erfahrungszeitraum von 40 Jahren vor.

Die Gruppe II umfaßt die Ostblock-Staaten:

Sowjetunion,
Bulgarien,
Tschechoslowakei,
Ungarn,
Rumänien,
Polen,
Jugoslawien,
Deutsche Demokratische Republik.

In den sozialistischen Ländern – die UdSSR nimmt eine Sonderstellung ein – setzt diese Entwicklung ca. 25 Jahre später ein, macht aber eine schnellere Vorwärtsentwicklung durch. Hier liegen Erkenntnisse über einen Zeitraum von etwa 20 Jahren vor.

In der Gruppe III befinden sich – beispielhaft ausgewählt – die Nachzügler, die Fußkranken der modernen Familienplanungsbewegung und Abortbekämpfung:

> Großbritannien,
> mehrere Staaten der USA
> und
> die Bundesrepublik Deutschland
> einschl. Berlin (West).

Mit deutlicher Zeitübereinstimmung sind die Erstkodifizierungen in fast allen Ländern im letzten Drittel des 19. Jahrhunderts erlassen worden. Die Erweiterungen oder Ergänzungen fallen in den skandinavischen Ländern in den Zeitraum nach dem 1. Weltkrieg, in den sozialistischen Ländern in die Zeit nach dem 2. Weltkrieg, und die Staaten der Gruppe III haben seit 1965 sich bemüht bzw. sind dabei, Gesetze zu schaffen, die den neuen soziologischen Gegebenheiten angepaßt sind (Tabelle 3).

Während in der Bundesrepublik Deutschland und Berlin (West) bisher kaum nennenswerte neue Erfahrungen gesammelt werden konnten, liegen aus vielen west- und osteuropäischen Staaten Erkenntnisse vor, von denen wir manches lernen könnten. Wir würden dadurch Anfangsschwierigkeiten verringern, Um- und Fehlwege vermeiden helfen, wenn wir vorurteilsfrei – sine ira et studio – die uns gestellten Probleme angehen würden. Deshalb sind entsprechend der historisch-gesetzlichen Abfolge zunächst die skandinavischen, anschließend die osteuropäischen und schließlich einige westeuropäische Länder und amerikanische Bundesstaaten abgehandelt[1]).

[1]) Tabelle A

Tabelle 3: Zeittafel,
Erlasse von Abort-Gesetzen in verschiedenen Staaten

Gruppe I	Dänemark	Schweden	Finnland	Norwegen
Erst-Kodifizierung	1866	1895	1889	1902
1. Abänderung	1930	1938	1928	1930
2. Abänderung	1937	1946	1950	1960
3. Abänderung	1956	1963	1956	1963
4. Abänderung	1970	–	1970	–
Gruppe II	**UdSSR**	**Bulgarien**	**CSSR**	**Ungarn**
Erst-Kodifizierung	1917	1896	1929	–
1. Abänderung	1920	1951	1950	1945
2. Abänderung	1936	1956	1957	1953
3. Abänderung	1955	1968	1962	1956
4. Abänderung	–	1970	1966	–
	Rumänien	**Polen**	**Jugoslawien**	**DDR**
Erst-Kodifizierung	1885	–[1]	–[1]	1871
1. Abänderung	1957	1950	1952	1926
2. Abänderung	1966	1956	1960	1933 + 43
3. Abänderung	1968	1959	1969	1945/46
4. Abänderung	–	–	–	1950
5. Abänderung	–	–	–	1965
6. Abänderung	–	–	–	1972
Gruppe III	**Groß-britannien**	**USA**	**Bundes-republik Deutschland**	
Erst-Kodifizierung	1861	1881	1871	
1. Abänderung	1929	1962	1926	
2. Abänderung	1967	1969/70	1933 + 43	
3. Abänderung	–	–	1945/46	
4. Abänderung	–	–	1953	
5. Abänderung	–	–	1969	

[1]) Daten unbekannt.

B. Die Abortsituation in den skandinavischen Ländern

Wie in den meisten Ländern zeigt sich in den skandinavischen Staaten (Gruppe I) eine mehrstufige Entwicklung hin zu immer größerer Liberalisierung der Schwangerschaftsgesetze. Die starke Ähnlichkeit gemäß den historischen Verbindungen der nordeuropäischen Länder Dänemark, Schweden, Finnland und Norwegen ist allenthalben belegt, so auch in Fragen der Bevölkerungspolitik, Familienplanung und der Abortgesetzgebung.

1. Dänemark

Besonders informativ sind die dänischen Erfahrungen; viele Gesetzesentwicklungen in anderen Staaten basieren auf den in Dänemark gewonnenen Erkenntnissen. In diesem Land wurde lt. Gesetz vom 18. 5. 1937 zusätzlich zur bereits seit 1930 erlaubten, streng medizinisch determinierten Indikation die ethisch-eugenische und sozial-medizinische Indikation, wenn auch in engeren Grenzen, in den Katalog aufgenommen.

1956 erfolgte eine Gesetzesänderung dahingehend, daß die gesamten Lebensumstände der Frau in die Erwägung zur Vornahme des Schwangerschaftsabbruchs einbezogen werden konnten.

In 4 Gruppen von Fällen konnte nach dem Gesetz vom 23. 6. 1956 eine dänische Frau um Unterbrechung ihrer Schwangerschaft nachsuchen:

1. *Wenn eine ernste Gefahr für das Leben oder die Gesundheit der Frau vorliegt. Es soll Rücksicht genommen werden auf vorhandene oder drohende physische oder psychische Schwächezustände sowie auf die Verhältnisse, unter denen die Frau lebt (erweiterte medizinische und sozialmedizinische Indikation);*
2. *wenn die Frau durch ein Verbrechen geschwängert worden ist (ethische oder kriminologische Indikation);*

3. *wenn eine naheliegende Gefahr für ernste erbliche Veranlagung des Kindes vorliegt, hierunter: wenn es sich Verletzungen im Mutterleib zugezogen hat, z.B. durch verschiedene Krankheiten oder Einnahme von speziellen Medikamenten (eugenische Indikation);*
4. *wenn die Frau an ernstem psychischen oder physischen Defekt leidet, der sie ungeeignet macht, ein Kind in Obhut zu nehmen (sogen. „Defekt"-Indikation).*

In den 60er Jahren blieb die Zahl der illegalen Abtreibungen immer noch sehr hoch und lag im Durchschnitt bei 15 000 pro Jahr bei etwa 9000 legalen Aborten. Um die Raten der kriminellen Unterbrechungen weiter zu senken, wurde am 24. 3. 1970 eine wesentliche Gesetzeserweiterung verabschiedet. Zum ersten Mal wurde in einem westlichen Land die sogen. Fristenlösung mit der Indikationslösung gekoppelt. Das bedeutet, daß in den ersten 3 Monaten für eine Anzahl von Indikationen allein das Begehren der Frau ausschlaggebend ist, in anderen Fällen eine behördliche Genehmigung eingeholt werden muß.

Freigegeben ist derzeitig in Dänemark der Schwangerschaftsabbruch unter folgenden Kautelen:

a) *bei medizinischer Indikation, wenn ernste Gefahr für das Leben oder die Gesundheit der Gravida besteht,*
b) *wenn die Schwangere das 38. Lebensjahr erreicht hat,*
c) *wenn die Frau mindestens 4 Kinder geboren hat, die unter 18 Jahren alt sind und sich in ihrem Haushalt aufhalten,*
d) *wenn die Gravida in Dänemark ansässig ist.*

Eine spezielle Genehmigung durch einen der 21 Landesausschüsse ist erforderlich:

a) *aufgrund von Nachweisen, daß Schwangerschaft, Geburt und Aufzucht eines Kindes die Mutter in unzumutbarer Weise in körperlicher, seelischer und sozialer Hinsicht belasten wird,*
b) *bei bewiesener Vergewaltigung,*
c) *bei eugenischen Belastungsfaktoren,*
d) *wenn die Mutter aufgrund ihrer Persönlichkeitsstruktur nicht in der Lage ist, das Kind rechtmäßig aufzuziehen (z.B. verwahrloste oder debile Personen, sogen. Defekt-Indikation),*

e) *wenn bei der Gravida hinsichtlich ihrer Jugend (ohne exakte Altersgrenze) oder infolge seelischer Unreife keine Gewähr gegeben ist, daß Geburt und Aufzucht des Kindes ordnungsgemäß verlaufen werden,*

f) *wenn Schwangerschaft, Geburt und Aufzucht eine „ernste Last" für die Frau bedeuten, die durch andere Hilfsmaßnahmen nicht abgewendet werden können.*

Während es im Gesetz von 1956 kein Berufungsverfahren gab, ist jetzt ein Beschwerdeausschuß gebildet, der außerdem Aufsicht über die Tätigkeit der Landesausschüsse führt. Zweck dieses Beschwerdeausschusses ist es, eine bessere Gleichartigkeit in den Entscheidungen der Ausschüsse zu erreichen.

Während früher den Ausschüssen ein Jurist, ein Sozialratgeber und 2 Ärzte, von denen einer möglichst Gynäkologe oder Chirurg sein sollte, und 1 Facharzt für Psychiatrie angehören mußten, ist jetzt die Möglichkeit gegeben, daß 1 Arzt für Allgemein-Medizin mit besonderen Erfahrungen im Bereich der Familienplanung und Sozial-Psychiatrie in diesen Ausschüssen tätig sein kann.

War früher in Dänemark die Unterbrechung nach Ablauf der 16. Schwangerschaftswoche nicht mehr erlaubt, ist sie jetzt auf die 12. Woche herabgesetzt. Durch das neue Gesetz ist die Strafe für unzulässige Schwangerschaftsunterbrechung für die Frau ganz weggefallen, während es für den Fremdabtreiber noch immer Strafe gibt.

Ein anderes Gesetz, das Gesetz über Schwangerschaftshygiene, legt den Ärzten die Pflicht auf, sofort eine schwangere Frau an die Mütterhilfe zu verweisen, wenn sie Schwangerschaftsunterbrechung sucht und als Begründung hierfür persönliche, soziale oder ökonomische Gründe anführt[1]).

Tabelle 4: ‚Legale Aborte in Dänemark' gibt einen Überblick über die Tätigkeit von Møderhjaelpen (Mütterhilfszentren). Es zeigt sich, daß von Jahr zu Jahr die Zahl derjenigen Schwangeren wächst, die sich an die Mütterhilfszentren wenden. Waren es im Jahre 1940 nur 344, stieg

[1]) Anm. 5

Tabelle 4: Legale Aborte in Dänemark

Jahr[1])	Anzahl der legalen Aborte total	auf 1000 Lebend-geburten	Abortanträge über Mütterhilfszentren	Genehmigung zum Abbruch gemäß Antrag bei Mütterhilfszentren	Ablehnung der Anträge[2]) bei Mütterhilfszentren
1940	522	7	344	79	unbekannt
1945	1577	17	1627	621	unbekannt
1950	4101	52	7013	3394	unbekannt
1952	5031	65	9303	4082	4044
1954	5140	67	9160	4448	3423
1960	3918	52	8235	3719	3619
1965	5188	61	8921	5341	3140
1970	8942[3])	126	8761	6962	904

[1]) Jeweils Kalenderjahr außer 1970; dieses ist als fiskalisches Jahr (1. April 1970 bis 31. März 1971) statistisch bewertet. Die Zahlen der Mütterhilfszentren beziehen sich auf das fiskalische Jahr, z. B. 1965/66, verglichen mit 1965 u. s. f.

[2]) In jedem Jahr gibt eine Zahl von Frauen Anträge ab, hat jedoch Spontanabort; es ergibt sich, daß es sich nicht um eine Schwangerschaft gehandelt hat.

[3]) Vorläufige Angabe.

Quelle: Mütterhilfszentrum Kopenhagen v. 14. 4. 1972 (Mødderhjaelpen).

die Zahl 1950 auf 7013, 1960 auf 8235 und erreichte 1970 die Zahl von 8761. Daraus ergibt sich, daß mit der Zeit immer mehr Frauen Vertrauen zu diesen Familienplanungszentren gewinnen und der Einwand, der hier bei uns häufig genannt wird, daß Frauen in dieser Situation sich scheuen, über den Fragenkomplex Schwangerschaftsabbruch Rat zu holen, offenbar falsch ist.

Der in allen Staaten der Welt zu beobachtende Trend einer deutlichen Zunahme der legalen Aborte von Jahrzehnt zu Jahrzehnt ist gleichfalls aus Tabelle 4 zu ersehen: 1940 wurden nur 522 Schwangerschaftsabbrüche registriert, 1950 bereits achtmal so viel: 4101. 1960 ist ein geringes Absinken auf 3918 und 1970 – nach weiterer sehr eingehender Liberalisierung – ein erheblicher Anstieg auf 8942 Schwangerschaftsabbrüche zu verzeichnen (Graphik IV).

Das Verhältnis legale Aborte : 1000 Lebendgeburten zeigt die gleiche steile Zunahme: 52 legale Schwangerschaftsabbrüche : 1000 Einw. im Jahre 1960, 126 legale Schwangerschaftsabbrüche : 1000 Lebendgeburten im Jahre 1970. Das bedeutet eine Zunahme von 142%.

Graphik IV
Geburtenziffern und legale Schwangerschaftsabbrüche in Dänemark 1940 – 1970

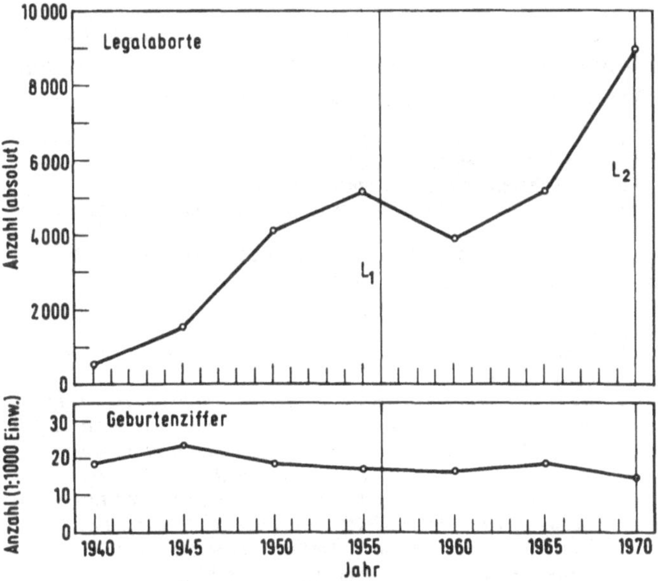

Anmerkung zu den graphischen Kurven

L = bedeutet Liberalisierungsgesetz
L_1 = das 1. Liberalisierungsgesetz
L_2 = das 2. Liberalisierungsgesetz
R = bedeutet Restriktionsgesetz

zu Graphik IV

Für die graphischen Darstellungen sind lediglich zur besseren Anschaulichkeit durchgezogene Linien gewählt, obwohl Säulenanordnungen mathemathisch richtiger wären.

Der Rückgang nach der ersten, allerdings unvollkommenen Liberalisierung im Jahre 1954 von 5140 um 23,8% auf 3918 im Jahre 1960 scheint ein Beweis zu sein, daß nur Fristenlösung oder weitestgehende Indikationserweiterung klare Verhältnisse im Dickicht der Abtreibungsziffern schaffen (Graphik IV).

2. Schweden

1938 wurde in Schweden das Basisgesetz erlassen, das schrittweise 1946 und 1963 erweitert wurde. Im Gesetz von 1938 wurde Schwangerschaftsabbruch freigegeben:

1. *bei medizinischer Indikation, einschl. dem sozial-medizinischen Begriff: ‚Allgemeiner Kräftemangel'*,
2. *bei kriminologischer, s. ethischer Indikation,*
3. *bei vererbbaren Geisteskrankheiten oder Mißbildungen.*

Im Gesetz vom 17. 6. 1938 über die Unterbrechung der Schwangerschaft heißt es[1]):

„§ 1

Die Schwangerschaft darf aufgrund dieses Gesetzes unterbrochen werden:

1. *wenn die Niederkunft aufgrund einer Krankheit, eines körperlichen Fehlers oder einer Schwäche der Frau eine ernste Gefahr für ihr Leben oder ihre Gesundheit mit sich bringen würde;*
2. *wenn mit Rücksicht auf die Lebensverhältnisse der Frau und der sonstigen Umstände angenommen werden kann, daß ihre körperlichen oder seelischen Kräfte durch die Niederkunft und die Pflege der Kinder ernstlich herabgesetzt werden würden;*
3. *wenn die Frau unter den im Kapitel 15 §§ 12, 13, 15 oder 15a oder im Kapitel 18 §§ 1, 2, 3, 7, 8, 8a oder 9 des Strafgesetz-*

[1]) n. *Inghe, G.* (aus Mehlan [2]), S. 269.

buches behandelten Umständen[1]) geschwängert worden ist sowie wenn die Schwängerung unter den im Kapitel 18 § 6 des Strafgesetzbuches bezeichneten Umständen erfolgte und hierdurch eine schwere Beeinträchtigung der Handlungsfreiheit der Frau vorlag[2]);

4. *wenn Anlaß zu der Annahme vorliegt, daß die Frau oder der Vater des erwarteten Kindes aufgrund einer Erbanlage auf die Nachkommen eine Geisteskrankheit oder Geistesschwäche oder auch eine schwere Krankheit oder ein schweres Gebrechen anderer Art vererben wird.*

Die Unterbrechung der Schwangerschaft aus anderen Gründen als einer Krankheit oder eines körperlichen Fehlers der Frau darf nicht nach der zwanzigsten Woche der Schwangerschaft vorgenommen werden. Das Medizinalamt darf jedoch, wenn besondere Gründe hierfür vorliegen, die Ausführung des Eingriffs auch noch bis zum Ende der vierundzwanzigsten Woche gestatten.

1946 wurde eine Erweiterung in der Weise zugelassen, daß sozial-medizinische Gesichtspunkte einschl. der möglichen (!) Schwächezustände der Schwangeren auch hinsichtlich Geburt und Aufzucht des Säuglings in den Katalog aufgenommen wurden.

1963 wurde infolge der Contergan-Katastrophe die intrauterine Schädigung als Begründung zum Schwangerschaftsabbruch hinzugefügt. Der Abbruchzeitraum wurde auf die 20. Schwangerschaftswoche hin ausgedehnt.

Die Genehmigung erteilen in Schweden:

1. *Spezial-Abortberatungsstellen, ähnlich den dänischen Mütterhilfszentren,*

[1]) Die Bestimmungen des schwedischen StGB, auf die Bezug genommen wird, beziehen sich auf Notzucht mit Hilfe von Gewalt, Betäubungsmitteln, Drohung u. a. sowie auf Blutschande, Geschlechtsverkehr mit Mädchen unter 12 bzw. 14 Jahren und Mädchen unter 18 Jahren bei Ausnutzung der Vorgesetzteneigenschaft sowie auf Geschlechtsverkehr mit Geistesgestörten.

[2]) Gem. Kap. 18 § 6 StGB sind Personen zu bestrafen, die Frauen oder Mädchen zu betreuen haben und mit diesen den Geschlechtsverkehr ausüben.

2. *zwei Ärzte, von denen der eine eine amtsärztliche Funktion innehat, der zweite Arzt der die Curettage ausführende Arzt sein muß. Ein Drittel aller Schwangerschaftsabbrüche entfällt auf dieses Zwei-Ärzte-Team.*

3. *Für die Fälle der sozialgeschädigten Graviden, die Antrag wegen Notzucht oder aus eugenischen Gründen stellen, ist das Ministerium für Gesundheit und Soziales zuständig.*

Im Gegensatz zu Dänemark können in Schweden auch Ausländerinnen einen Abortus arteficialis durchführen lassen.

Das schwedische Gesundheitsministerium ist derzeit mit der Vorbereitung eines neuen Gesetzes befaßt, das die Eigenentscheidung der Frau noch stärker berücksichtigen wird.

Daß in Schweden wie in Dänemark die Abortziffern hochschnellen, ist aus Tabelle 6 ersichtlich.

1945 wurden 1623 Schwangerschaftsabbrüche registriert. 1950, nach der Liberalisierung, wurden 5882 legale Schwangerschaftsunterbrechungen durchgeführt; das bedeutet eine Zunahme um 262%.

Die zweite, sehr viel weitgehendere Liberalisierung im Jahre 1963 zeigt einen Anstieg von 6207 im Jahre 1965 auf 16 514 im Jahr 1970 (= 166%). Von 1945 auf 1970 beträgt der Zuwachs sogar 917%.

Ein anderes, gleichlaufendes Ereignis wie in Dänemark ist auch in Schweden zu beobachten: Die deutlich positivere Haltung der Bevölkerung in den letzten Jahren gegenüber den die Individualmedizin repräsentierenden Zwei-Ärzte-Teams und die nur sehr geringe Zunahme der Inanspruchnahme der öffentlichen Gesundheitsämter. Waren es im Jahre 1965 nur 860 Frauen, die in der freien Praxis um Genehmigung zum Schwangerschaftsabbruch nachsuchten, stieg die Zahl auf 9314 im Jahre 1970 (= 91,7%). Eine demonstrative Zahl, die gegen jedwede Staatsmedizin und für eine Individualmedizin spricht, wo immer ein medizinisches Problem auftaucht (Graphik V).

Graphik V
Geburtenziffern,
legale Schwangerschaftsunterbrechungen in Schweden 1938 – 1970

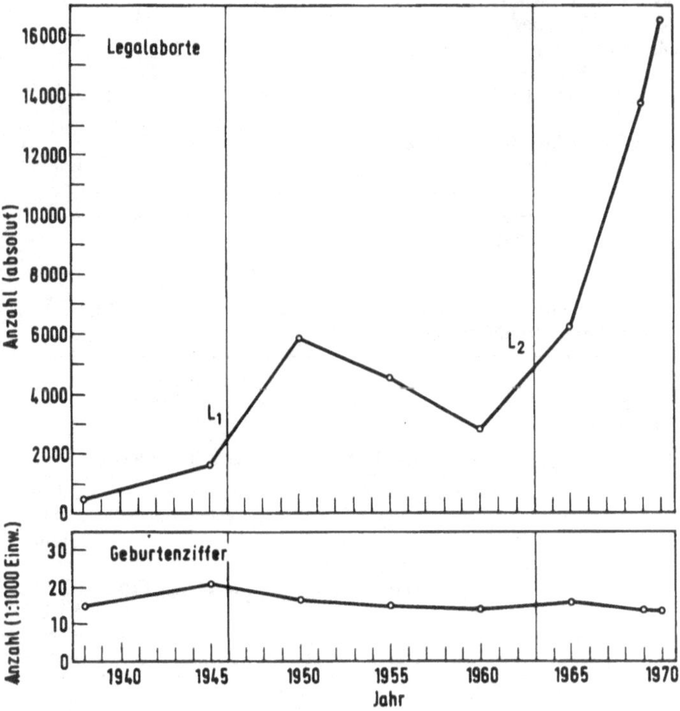

L_1 = 1946
L_2 = 1963

Tabelle 5:
Übersicht über die Indikationen und deren prozentuale Verteilung

Indikationen im Jahre 1957	Anzahl	Fälle	Prozentuale Verteilung	
Nach Prüfung des Medizinalamtes	2882		85,1	
Krankheit oder körperliche Fehler		1774		34,7
Schwäche		1446		42,7
voraussichtliche Schwäche		141		4,2
humanitäre Indikationen		49		1,4
eugenische Indikationen		72		2,1
Nach Aussage zweier Ärzte	501		14,8	
Krankheit, körperliche Fehler, Schwäche oder voraussichtliche Schwäche		496		14,7
humanitäre Indikationen		5		0,1
Notfälle	3		0,1	

aus *Mehlan* [2], S. 103.

Tabelle 6: Legale Schwangerschaftsunterbrechungen in Schweden

Jahr	Zahl der durchgeführten legalen Aborte Genehmigung durch: Gesundheitsministerium	zwei Ärzte	Insgesamt	Zahl der Ablehnungen Gesamt	in Prozenten	Lebendgeburtenrate pro 1000 der Bevölkerung
1938	443		443		–	14,8
1945	1623		1 623		–	20,4
1950	4786	1096	5 882	1123	18	16,5
1955	3922	638	4 560	1634	29	14,8
1960	2377	414	2 791	1533	38	13,7
1965	5347	860	6 207	924	14	15,9
1969	6642	7093	13 735	368	5	13,5
1970	7200[1])	9314	16 514	375[1])	5[1])	13,5

[1]) Vorläufige Zahlen.
Quelle: Ministerium für Gesundheit und Wohlfahrt in Schweden (Socialstyrelsen) v. 8.5.1972.

3. Finnland

Bis 1950 war lediglich die streng medizinische Indikation zur „Rettung des Lebens der Mutter“ Grund für legalen Schwangerschaftsabbruch. Durchführung der Interruptio war allein den staatlichen Krankenhäusern vorbehalten. Die Zahl der gesetzlichen Unterbrechungen betrug nach *Olki* im Jahre 1938 1195 und im Jahre 1945 933.

Im Gesetz vom 17. 2. 1950 wurde die sozial-medizinische Indikation einbezogen und seit 1956 in Anlehnung an die dänische Gesetzgebung um die kriminologische und eugenische Indikation erweitert.

Wie *Olki* auf der Internationalen Arbeitstagung über Abortprobleme und Abortbekämpfung 1960 in Rostock ausführte, wurde in Finnland die Schwangerschaft gemäß Gesetz aus dem Jahre 1956 unter folgenden Bedingungen unterbrochen:

„*1. wenn durch Aufrechterhalten der Schwangerschaft oder durch die Geburt des Kindes die körperliche oder seelische Gesundheit der Frau durch Krankheit, körperliche Gebrechen oder Schwäche gefährdet wird; bei der Beurteilung dieser Gefährdung sind auch besonders schwierige Lebensverhältnisse und sonstige Umstände, die die Gesundheit der Frau beeinflussen, zu berücksichtigen (medizinische Indikation);*

2. wenn die Frau vergewaltigt wurde oder die Schwängerung unter solchen Umständen geschehen ist, für die im Strafgesetzbuch eine Strafe vorgesehen ist, oder wenn die Tat eine schwere Verletzung der Handlungsfreiheit der Frau darstellt. Voraussetzung ist dabei, daß diese Tat unmittelbar nach dem Geschehen von der Frau den Behörden angezeigt wird. Die Schwangerschaft darf ferner unterbrochen werden, wenn die Frau zum Zeitpunkt der Schwängerung noch nicht 16 Jahre alt war (humanitäre und ethische Indikation);

3. wenn Grund zur Annahme besteht, daß die Frau oder der Vater des zu erwartenden Kindes eine erbliche Veranlagung besitzt, daß bei den Nachkommen Geisteskrankheit, Schwachsinn, schwere psychische Krankheiten oder sonstige Gebrechen auftreten können. In solchen Fällen ist gleichzeitig eine Sterilisation vorzunehmen, sofern dieser keine schwerwiegenden Gründe entgegenstehen (eugenische Indikation)“[1]).

[1]) n. *Olki, M.* (aus Mehlan [2]), S. 65.

Da auch in Finnland die illegalen Aborte nicht entscheidend abnahmen, wurde am 24. 3. 1970 eine Liberalisierung dahingehend erlassen, daß auf Ersuchen der Schwangeren bei folgenden Indikationen die Interruptio jetzt in Finnland erlaubt ist:

1. *Nicht nur wie bisher bei „ernster" Gefahr für das Leben der Schwangeren, sondern „bei Gefahr für Leben oder Gesundheit der Schwangeren",*
2. *die gesamten Lebens- und Familienumstände dürfen Berücksichtigung finden,*
3. *kriminologische Indikation,*
4. *Alter der Gravida über 40 Jahre,*
5. *Alter der Gravida unter 17 Jahre zur Zeit der Konzeption,*
6. *wenn bereits 4 Kinder geboren sind,*
7. *wenn die Möglichkeit geistiger Schwäche oder intrauterine Mißbildung ernsthafte Begründung findet,*
8. *wenn die Eltern oder ein Elternteil für die Aufzucht des Kindes nicht die notwendigen Voraussetzungen haben,*
9. *eugenische Indikation.*

Die Zeitgrenze ist auf die 16. Schwangerschaftswoche ausgedehnt. Tabelle 7 zeigt das starke Ansteigen der Abortzahlen in Finnland im Zeitraum von 1951–1969.

Bemerkenswert auch hier, daß nach der Teilliberalisierung von Jahr 1956 ein nur geringer Anstieg, von 1970 eine exorbitante Zunahme der legalen Aborte in Finnland zu verzeichnen ist. Entsprechend stieg die Zahl der Aborte pro 1000 Geburten von 61,0 im Jahre 1965 auf 121,2 im Jahre 1969. Die absoluten Abortzahlen brachten eine Steigerung von 4782 im Jahr 1965 auf 14759 im Jahr 1970 (= 20,9%).

Das Genehmigungsverfahren ist ähnlich wie in Schweden aufgebaut.

Zu den Indikationen

1–3 und 6 ist ein Antrag von 2 Ärzten zu genehmigen,

bei der Indikation

4 muß die Überprüfung von dem Arzt vorgenommen werden, der die Abrasio durchführen wird,

in den Fällen

5, 7–9 erteilt die Genehmigung das Ministerium für Gesundheit bzw. deren Unterorgane.

Tabelle 7: Legale Aborte in Finnland 1951–1970[1])

Jahr	Zahl der Aborte	Zahl der Aborte 1000 Geburten	Geburtsrate
1950[1])	1 158		24,5
1951	3 007	32,2	23
1952	3 327	34,2	
1953	3 802	41,8	
1954	3 699	41,1	
1955	3 659	40,7	21,2
1956	4 090	45,9	
1957	4 553	52,3	
1958	5 274	64,9	
1959	5 773	69,3	
1960	6 188	75,3	18,5
1961	5 867	71,6	
1962	6 015	73,9	
1963	5 616	68,1	
1964	4 913	61,0	
1965	4 782	61,0	16,9
1966	5 178	65,0	
1967	5 618	72,9	
1968	6 288	83,8	
1969	8 179	121,2	
1970	14 759	197,3	13,9

Quellen: Medizin. Bulletin IPPF Januar 1971 und Gesundheitsministerium Finnland vom 16. 5. 1972.

Die Unterbrechung darf ausgeführt werden, wenn ein Gutachten vorliegt, das 2 Ärzte unterzeichnet haben. Dabei muß der eine Arzt der Operateur selber sein (sogen. A-Arzt). Der 2. Gutachter (der sogen. B-Arzt) ist vom Finnischen Zentralamt für das Gesundheitswesen ermächtigt. In Finnland muß eine Beratungsstelle aufgesucht werden. Bei Ablehnung kann ein Obergutachter des Gesundheitsministeriums angerufen werden.

Der starke Einwand vieler deutscher Gynäkologen gegen eine Erweiterung der Indikationen zum Schwangerschaftsabbruch ist durch die Schaffung dieses Doppelarztsystems in Schweden sowie in Finnland sinnvoll entkräftet.

[1]) 1. 7.–31. 12. 1950.

Es gibt in Finnland einige Abortkliniken für dringende Notfälle, die vom Gesundheitsministerium hierzu ausdrücklich autorisiert sind. Sie lassen keinen Vergleich mit den englischen zweifelhaften „Abort-Mills“ zu.

Graphik VI
Geburtenziffern,
legale Schwangerschaftsunterbrechung in Finnland
Zeitraum 1950 – 1970

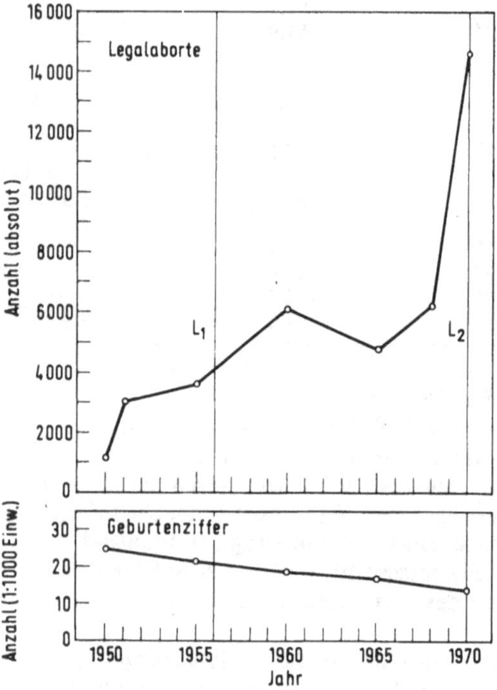

L_1 = 1956
L_2 = 1970

An der Bekämpfung der illegalen Abtreibung arbeiten in Finnland verschiedene staatliche und halbamtliche Stellen zusammen, letztere weitgehend durch Staatszuschüsse finanziell gesichert. Das Zentralamt für Gesundheitswesen hat die vorbeugenden, sogenannten flankierenden Maßnahmen dem finnischen Familienverband (Väestoliitto) übertragen. Hier erhält die Bevölkerung Hinweise zur Familienplanung, zum richtigen Gebrauch der Antikonzeptiva, Aufklärungsschriften für Jugendliche u. a. m.

Fünf Eheberatungsstellen geben Ratschläge in Ehefragen. Spezialberatungsstellen betreuen besonders diejenigen Mütter, deren Antrag auf Interruptio abgelehnt wurde (Graphik VI).

4. Norwegen

Aus dem Jahre 1930 stammt ein Initialgesetz im Sinne der streng medizinischen Indikation. Erst am 11. 11. 1960 mit Ergänzungsbestimmungen vom 20. 12. 1963 wurde folgender Indikationskatalog erlassen:

1. *medizinische Indikation,*
2. *soziale Indikation,*
3. *eugenische Indikation einschl. Erbkrankheiten der Eltern, Erkrankungen der Frau intra gravidarum, intrauterine Belastung des Embryos,*
4. *kriminologische Indikation.*

Die Durchführung muß bis zum Ende der 12. Schwangerschaftswoche erfolgt sein. Sie darf nur in hierfür staatlich konzessionierten Krankenanstalten oder Kliniken vorgenommen werden und soll im Prinzip nur von einem Facharzt für Gynäkologie oder Facharzt für Chirurgie ausgeführt werden.

Bei Verheirateten muß der Ehemann sein Einverständnis erteilen.

Der Antrag wird von der Gravida selber gestellt, und zwar schriftlich mit ausführlicher Begründung. Ein Arzt muß vor Überweisung in die Krankenanstalt, in der die Abrasio erfolgen soll, dieser einen ausführlich ausgefüllten Begründungsfragebogen zuleiten. Eine Beratungskommission muß von der Antragstellerin aufgesucht werden, vor der die Gravida vor Genehmigung des Antrages eine Erklärung abzugeben hat, in der sie darlegt, wie und in welcher Form bei Ablehnung des Antrags die Schwangerschaft ausgetragen werden würde. Der Staat stellt Sozialhilfe in diesem Fall großzügig zur Verfügung. Bei Ablehnung – die Verweigerungszahlen schwanken je nach Distrikt zwischen 10 und 30% – kann der Regionalamtsarzt oder eine andere Krankenanstalt zur Oberbegutachtung herangezogen werden (Tabelle 8).

Bedauerlicherweise sind aus Norwegen nur sehr spärlich statistische Angaben zu erhalten, wie Tabelle 8 und Graphik VII zeigen.

Die Zahlen ergeben auch hier einen Anstieg von 3455 legalen Schwangerschaftsabbrüchen 1965 auf 7941 im Jahre 1970 (= 130%). Bemerkenswert ist die Zahl der nicht genehmigten Schwangerschaftsanträge; sie ist fast gleichbleibend in den letzten 5 Jahren, was dem allgemeinen Trend zu freizügigerer Handhabung der Abortgesetze und Ausführungsbestimmungen entspricht.

Vergleicht man die 4 skandinavischen Länder miteinander und setzt die Kurven in Beziehung zur Einwohnerzahl des jeweiligen Landes, ergeben sich für Dänemark (4891 Mill. Einw. 1969) und für Finnland (4710 Mill. Einw. 1970) – also bei etwa gleicher Bevölkerung – fast doppelt soviel Schwangerschaftsabbrüche in Finnland gegenüber Dänemark. Schweden mit 8093 Mill. Einw. (1970) liegt entgegen den üblichen Mei-

Tabelle 8: Abortzahlen in Norwegen – 1954–1970

Jahr	Zahl der Aborte	Anzahl der Ablehnungen	Geburten pro Jahr
1954	3063	unbekannt	unbekannt
1960	–	unbekannt	unbekannt
1965	3455	1260	65 296
1970	7941	1312	64 551

Quelle: Königl.-Norwegisches Sozialministerium (Gesundheitsdienst) vom 23. 5. 1972.

nungen über die dort herrschenden besonders „freien" Verhaltensweisen nur wenig über den finnischen Zahlen (Graphik VIII).

Graphik VII
Geburtenziffern,
legale Schwangerschaftsabbrüche in Norwegen
Zeitraum 1954 – 1970

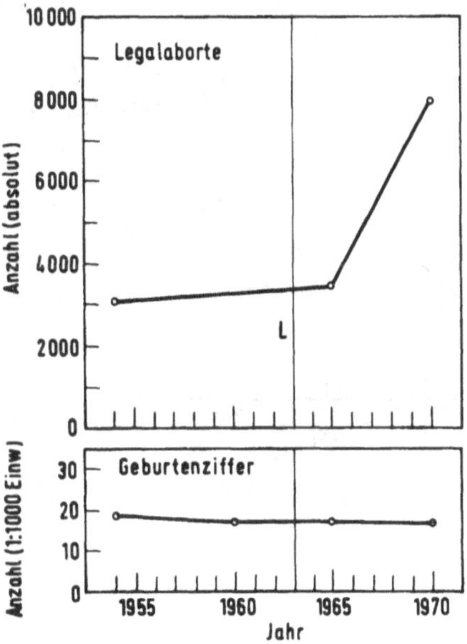

L = 1963

Graphik VIII
Legaler Schwangerschaftsabbruch
Vergleichende Übersicht der vier skandinavischen Staaten

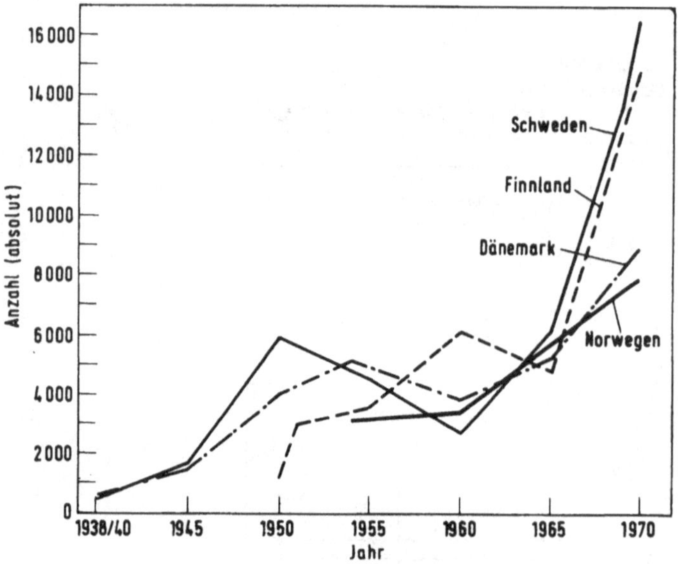

C. Die Abortsituation in den Ostblockstaaten

Einleitung

In Anlehnung an sowjetische Abortgesetze und Erfahrungen, die in der UdSSR seit der Oktoberrevolution 1917 gemacht wurden, begann nach dem 2. Weltkrieg in den Ostblockstaaten eine teilweise stürmische Entwicklung – so besonders in Rumänien und Ungarn – hinsichtlich der Freigabe zur Schwangerschaftsbeendigung. Parallel damit sind Bestrebungen der Regierungen zu verzeichnen, die den der Wirtschaft und Verteidigung abträglichen Geburtenschwund durch flankierende soziale und ökonomische Maßnahmen zu begegnen trachten. In der Deutschen Demokratischen Republik ist das Für und Wider von Fristenlösung und Freigabe einerseits und Maßnahmen zur Stabilisierung der Bevölkerungsziffern andererseits gerade in den letzten Monaten besonders demonstrativ (Tabellen 9, 10).

1. UdSSR

In der Sowjetunion wurden in den Jahren 1917–1920, dann bis 1936 und Ende 1955 modifizierte Abortgesetze erlassen.

1917–1920 war Schwangerschaftsabbruch prinzipiell verboten. Selbst bei medizinischer Indikation bestand rechtlich keine Möglichkeit der Unterbrechung. Durch die Notzeit der bolschewistischen Revolution stiegen die kriminellen Aborte ins Unermeßliche. Die Todesraten durch kriminellen Abort nahmen ein erschreckendes Ausmaß an.

1920 wurde deshalb der Abortus arteficialis legalisiert. Die Krankenhäuser waren zu dieser Zeit mit septischen Aborten (bis zu 50%) überfüllt. Die Todesrate lag bei 4%. Von 1920 an durften Aborte nur noch in Krankenhäusern und von approbierten Ärzten, nicht mehr von Schwestern und Feld-

Tabelle 9: Schwangerschaftsabbrüche und Geburtsraten in ost- und mitteleuropäischen Staaten 1957–1969

Staat	1957	1958	1959	1960	1961	1962	1963	1964	1965	1966	1967	1968	1969[2])
1. Registrierte Aborte (Gesamt in 1000)													
Bulgarien	46,2	55,5	63,8	74,1	88,7	97,8	103,8	112,3	116,0	119,5	120,4	109,0	
CSSR	37,5	89,1	105,5	114,6	120,3	115,9	99,3	99,2	105,8	115,8	121,2	124,1	126,9
Ungarn	168,8	183,0	187,7	196,0	203,7	197,6	207,9	218,7	214,0	220,4	222,4	234,8	238,3
Polen	121,8	126,4	161,5	233,3	229,5	271,8	260,3	246,8	234,6	222,2		155,0	
Jugoslawien			111,8	133,3	164,5	200,0[1])	215,0[1])	227,6[1])	245,4[1])	265,2[1])	276,2[1])		
(Slowenien)	7,7	10,6	11,7	13,7	14,8	15,1	15,5	15,4	16,0	14,8			
Rumänien		129,0	235,8										
DDR								44,1					
2. Legale Aborte auf 1000 Frauen													
Bulgarien	30,9	37,5	45,6	54,8	68,8	76,7	83,3	91,5	96,5	101,4	98,2	85,2	
CSSR	7,3	61,4	79,1	88,3	94,3	89,8	70,5	70,7	79,6	90,3	96,4	99,9	102,6
Ungarn	123,4	145,6	152,4	162,6	170,0	163,7	173,8	184,4	180,3	186,8	187,5	201,1	206,3
Polen	36,4	44,2	79,0	158,0	155,3	199,4	190,0	177,5	168,1	156,7	146,1	121,7	
Jugoslawien			54,5	76,7	104,0	150,0	146,8	158,6	182,4	195,5	210,7		
(Slowenien)	2,2	4,7	6,5	8,2	9,3	9,5	9,4	9,4	9,9	9,5			
Rumänien		112,1	219,6						1115,0				
DDR	0,9	0,9	0,8	0,8	0,8	0,7	0,7	0,8		16,0[1])	20,0[1])		
3. Legale Aborte auf 1000 Frauen (i. Alter v. 15–49 Jahren)													
Bulgarien	16	19	23	27	34	38	41	46	48	55			
CSSR	2	19	25	28	29	28	22	22	24	27	28	28	28
Ungarn	49	58	61	65	69	66	70	79	77	80			
Polen	5	6	11	21	20	24	21	20	20	18			
Jugoslawien			11	16	22								
Rumänien		26	51						252				

4. Legale Aborte auf 100 Lebendgeburten

Bulgarien	22	27	33	39	50	57	63	69	75	76	79	60	
CSSR	3	26	36	41	43	41	29	29	34	41	45	47	46
Ungarn	74	92	101	111	121	126	131	140	136	135	126	130	136
Polen	5	6	11	24	25	33	33	32	42	42			
Jugoslawien			13	18	25	36	36	40	45[1])	49[1])	54[1])		
(Slowenien)	7	16	23	29	32	33	32	31	32	34			
Rumänien		29	60						401				
DDR	0,4	0,4	0,4	0,3	0,3	0,3	0,3	0,3		6	8		

5. Geburten auf 1000 Einwohner

Albanien	39,1	41,8	41,9	43,3	41,2	39,3	39,1	37,8	35,2	34,0	34,0	35,6	
Bulgarien	18,4	17,9	17,6	17,8	17,4	16,7	16,4	16,1	15,3	14,9	15,0	17,0	16,9
CSSR	18,9	17,4	16,0	15,9	15,8	15,7	16,9	17,2	16,4	15,6	15,1	14,9	15,5
Ungarn	17,0	16,0	15,2	14,7	14,0	12,9	13,1	13,0	13,1	13,6	14,6	15,1	15,0
Polen	27,6	26,3	24,7	22,6	20,9	19,6	19,0	18,1	17,4	16,7	16,3	16,3	16,3
Jugoslawien	23,7	24,0	23,3	23,5	22,7	21,9	21,4	20,8	20,9	20,3	19,6	18,9	18,8
UdSSR	25,4	25,3	25,0	24,9	23,8	22,4	21,2	19,7	18,4	18,2	17,4	17,3	
Rumänien	22,9	21,6	20,2	19,1	17,5	16,2	15,7	15,2	14,6	14,3	27,3	26,8	23,3
DDR	15,9	15,6	16,9	17,0	17,6	17,4	17,6	17,2	16,5	15,8	14,8	14,3	

Quellen: Nach David, Mehlan, Klinger, U.N. Statistics, National Yearbooks, and country consultants, zit. n. H. P. David [8], S. 20.

[1]) Geschätzt

[2]) Vorläufige Angaben

Tabelle 10: Lebendgeburten je 1000 Einwohner in verschiedenen ost- und mitteleuropäischen Ländern 1948–1969

Jahr	Albanien	Bulgarien	CSSR	DDR	Ungarn	Polen	Rumänien	UdSSR	Jugoslawien
1948		24,6	23,4	13,0	21,0	29,3	23,9		28,1
1949	39,1	24,7	22,4	14,8	20,6	29,5	27,6		30,0
1950	38,9	25,1	23,3	16,9[1])	21,0	30,7	26,2	26,5	30,2
1951	38,5	21,0	22,8	17,4	20,2	31,0	25,1	26,8	27,0
1952	35,2	21,1	22,8	17,1	19,6	30,2	24,8	26,4	29,7
1953	40,9	20,7	21,2	16,8	21,6	29,7	23,8	24,9	28,4
1954	40,8	20,2	20,6	16,6	23,0	29,1	24,8	26,6	28,5
1955	44,5	20,1	20,3	16,7	21,4	29,1	25,6	25,7[2])	26,8
1956	41,9	19,5[2])	19,8	16,2	19,5[2])	28,0[2])	24,2[2])	25,2	25,9
1957	39,1	18,4	18,9[2])	15,9	17,0	27,6	22,9	25,4	23,7
1958	41,8	17,9	17,4	15,6	16,0	26,3	21,6	25,3	24,0
1959	41,9	17,6	16,0	16,9	15,2	24,7	20,2	25,0	23,3
1960	43,3	17,8	15,9	17,0	14,7	22,6	19,1	24,9	23,5[2])
1961	41,2	17,4	15,8	17,6	14,0	20,9	17,5	23,8	22,7
1962	39,3	16,7	15,7	17,4	12,9	19,6	16,2	22,4	21,9
1963	39,1	16,4	16,9	17,6	13,1	19,0	15,7	21,2	21,4
1964	37,8	16,1	17,2	17,2	13,0	18,1	15,2	19,7	20,8
1965	35,2	15,3	16,4	16,5[2])	13,1	17,4	14,6	18,4	20,9
1966	34,0	14,9	15,6	15,8	13,6	16,7	14,3[1])	18,2	20,3
1967	34,0	15,0[1])	15,1	14,8	14,6	16,3	27,3	17,4	19,6
1968	35,6	17,0	14,9	14,3	15,1	16,3	26,7	17,3	18,9
1969		16,9	15,5		15,0	16,3	23,3		18,8

[1]) Jahr, in dem Abortgesetze verschärft wurden.
[2]) Jahr, in dem Abortgesetze liberalisiert wurden.
Quellen: n. Klinger (1969), UN-Bulletin und staatliche Jahrbücher, zit. n. H. P. David [8], Seite 21.

schern ausgeführt werden. Auch in dieser Zeit wurde Genehmigung nicht prinzipiell erteilt. Insbesondere wurde einem Unterbrechungsantrag nicht stattgegeben,

1. wenn die Schwangere noch nicht geboren hatte (Primipara),
2. wenn keine sozial, medizinisch oder finanziell ausreichenden Gründe vorlagen.

Den Ärzten wurde es zur Pflicht gemacht, alles zu veranlassen, um die Schwangere von ihrem Wunsch zur vorzeitigen Beendigung der Gravidität abzubringen.

In dem Zeitabschnitt von 1936–1955 wurde Schwangerschaftsabbruch endgültig und weitgehendst eingeschränkt. Dies war eine Reaktion auf die außerordentlich hohe Zahl der Schwangerschaftsunterbrechungen, die in die Millionen ging. Allein in der ukrainischen Sowjetrepublik wurde 1934 die Zahl von 700 000 legalen Abbrüchen gegenüber 3 Millionen Geburten gezählt (*Heer*, n. David). Die sowjetische Regierung erließ einen Katalog mit 15 Leitsätzen, der sich als starke Bremse auswirkte.

Seit 1955, zwei Jahre nach Stalins Tod, ist wieder ein Trend zur Freigabe zu verzeichnen. Die Situation entspricht jetzt etwa wieder der um 1920. Das *Gesetz vom 28. 12. 1955* hat folgenden Wortlaut:

Erlaß des Präsidiums des Obersten Sowjets der UdSSR über die Aufhebung des Verbots von Aborten.

In der Verwirklichung, die der sowjetische Staat in den Maßnahmen zur Förderung der Geburtenzunahme und zum Gesundheitsschutz der Kinder und Mütter durchgeführt hat, ist die Bewußtseinsbildung der Frauen in Verbindung mit der gesellschaftlichen Aktivität auf allen Gebieten im volkswirtschaftlichen Leben, in politischer und kultureller Tätigkeit gewachsen.

Aus diesem Grund kann auf das Gesetz über das Verbot von Aborten in der gegenwärtigen Zeit verzichtet werden. Zur Senkung der Anzahl von Aborten sollen auch weiterhin staatliche Maßnahmen wie Förderung der Mutterschaft, Erziehung und Aufklärung durchgeführt werden.

Die Aufhebung des Verbots von Aborten wird gleichzeitig in Zukunft die Möglichkeit schaffen, solche Schäden auszuschließen, die dadurch verursacht werden, daß außermedizinische Institutionen und Laien Schwangerschaftsunterbrechungen durchführen.

Man gibt einer Frau die Möglichkeit, über eine Mutterschaft selbst zu entscheiden, weist sie aber durch Aufklärung darauf hin, welche gesundheitlichen Schäden auftreten können, wenn sie einen Abort außerhalb der Kliniken durchführen läßt. Auf dieser Grundlage beschließt das Präsidium des Obersten Sowjets der UdSSR:

1. *die Aufhebung des Artikels 1 CIK und SHK der UdSSR vom 27. Juni 1936 über das Verbot von Aborten;*
2. *die Ausführung von Operationen zur künstlichen Unterbrechung von Schwangerschaften dürfen nur in Krankenhäusern und anderen staatlichen medizinischen Anstalten auf Grund der Instruktionen des Ministers für Gesundheitsschutz der UdSSR durchgeführt werden.*

Aufrechterhalten werden alle Bestimmungen betreffs Verstöße krimineller Art, wo von Ärzten und Laien Eingriffe außerhalb von Krankenhäusern und Heilanstalten durchgeführt werden.

Moskau, Kreml, den 23. November 1955

Vorsitzender des Präsidiums des Obersten Sowjets der UdSSR

K. Woroschilow

Sekretär des Präsidiums des Obersten Sowjets der UdSSR

I. Pegew

Moskau, Kreml, den 23. November 1955

„Gesetz über Bestätigung des Erlasses" vom 28. Dezember 1955

Instruktion über die Durchführung von Operationen zur künstlichen Schwangerschaftsunterbrechung

1. *In Übereinstimmung mit dem Erlaß des Präsidiums des Obersten Sowjets der UdSSR vom 23. November 1955 über die „Aufhebung des Verbots von Aborten" ist die Ausführung von künstlichen Schwangerschaftsunterbrechungen allen Frauen gestattet, die um eine Schwangerschaftsunterbrechung bitten.*
2. *Die Durchführung ist in folgenden Fällen nicht gestattet, wenn durch folgende Krankheiten die Gesundheit der Frauen gefährdet ist:*
   a) *bei einer akuten und chronischen Gonorrhoe,*
   b) *bei akuten und chronisch entzündeten Prozessen der Sexualorgane,*
   c) *bei vorhandenen entzündeten Organen, unabhängig von der Lokalisation,*

d) wenn in den letzten sechs Monaten bereits eine Schwangerschaftsunterbrechung durchgeführt wurde,
e) bei Bestehen einer akuten Infektionskrankheit,
f) und wenn die Schwangerschaft länger als zwölf Wochen besteht.

Anmerkung: Besteht die Schwangerschaft länger als zwölf Wochen, gibt es eine Möglichkeit, die Schwangerschaftsunterbrechung durchzuführen, wenn die Gesundheit der Frau durch die Schwangerschaft und die Geburt gefährdet ist. Die Feststellung dieser Möglichkeit bedarf einer sorgfältigen Untersuchung in Vereinbarung mit dem leitenden Arzt des Krankenhauses oder der medizinischen Klinik, in der die Operation durchgeführt werden soll.

3. *Eine Operation darf nur in einem Krankenhaus oder in einer anderen medizinischen Institution (Klinik, Ambulatorium usw.) durchgeführt werden.*
4. *Soll eine künstliche Schwangerschaftsunterbrechung bei einer Frau durchgeführt werden, so muß der Arzt des Bereichs (Amtsarzt) oder die Fürsorgeberatungsstelle die Operation genehmigen. Wo keine Beratungsstelle vorhanden ist, wendet sich die Patientin an den Bereichs-Geburtshelfer oder an den leitenden Arzt (Gynäkologe) einer Klinik oder eines Ambulatoriums.*
   Im Dorf- und Landbereich muß die Patientin sich an einen Gynäkologen oder an den leitenden Arzt einer medizinischen Institution wenden, welcher verpflichtet ist, sie zur Operation in ein Krankenhaus einzuweisen.
5. *Der Arzt (angeführt in Abs. 4) muß nach gründlicher Untersuchung eine Indikation zur Schwangerschaftsunterbrechung bestätigen, eine Bescheinigung ausstellen und die Frau zwecks Ausführung der Operation in ein Krankenhaus überweisen.*
6. *Die Operation muß am fünften bis zehnten Tag nach der ärztlichen Anweisung durchgeführt werden.*
7. *Die Zeit der Arbeitsunfähigkeit nach einer durchgeführten Schwangerschaftsunterbrechung bestimmt der Arzt, indem er sich nach dem Gesundheitszustand der Frau richtet.*
8. *Der Arbeiterin oder der Angestellten wird die Arbeitsunfähigkeit bescheinigt, ebenso den Mitgliedern einer Produktionsgenossenschaft. Über die Wiederaufnahme der Arbeit entscheidet der Arzt einer Frauenberatung, einer Poliklinik oder eines Ambulatoriums.*
9. *Eine Schwangerschaftsunterbrechung wird kostenlos durchgeführt, wenn Schwangerschaft und Geburt die Gesundheit der Frau gefährden. In diesem Falle muß eine Bestätigung des Arztes des Krankenhauses vorliegen. In allen anderen Fällen wird die Operation nur gegen Bezahlung durchgeführt.*

Es muß jetzt also in der Sowjetunion jede Schwangerschaft beendigt werden, wenn die Schwangere es wünscht. Es gelten lediglich die in allen Ostblockstaaten üblichen Kontraindikationen zur Vornahme einer Curettage. Für jede nichtmedizinische Unterbrechung sind von der Schwangeren 5 Rubel zu zahlen.

Ein Beratungs- und Genehmigungsverfahren ist vorgeschrieben. *Mehlan* schätzt, daß pro Jahr 6 Millionen legale Schwangerschaftsabbrüche in den Sowjetrepubliken auf Grund des Freigabegesetzes beendet werden. Das bedeutet, daß auf eine Lebendgeburt 1,6 Abbrüche, bezogen auf das Jahr 1960, und 2,5 bis 3,0 Abbrüche auf eine Lebendgeburt, bezogen auf das Jahr 1965, errechnet werden (*A. F. Sorenko,* n. David). Die Zahlen variieren allerdings außerordentlich in den verschiedenen Sowjetrepubliken[1]). So waren z. B. für 1962 in Aserbeidschan und Turkmenistan auf 1000 Einwohner 40 Geburten, in den ehemaligen baltischen Ostseeprovinzen hingegen auf 1000 Einwohner nur 16 Geburten zu verzeichnen.

Graphik IX zeigt in Ermangelung von faßbaren offiziellen statistischen Abortzahlen eine Kurve, die indirekt die Abortsituation anhand der Geburtsraten in verschiedenen Zeitabschnitten widerspiegelt.

Graphik IX
Geburtenraten in der UdSSR (1 : 1000)
1910 – 1968

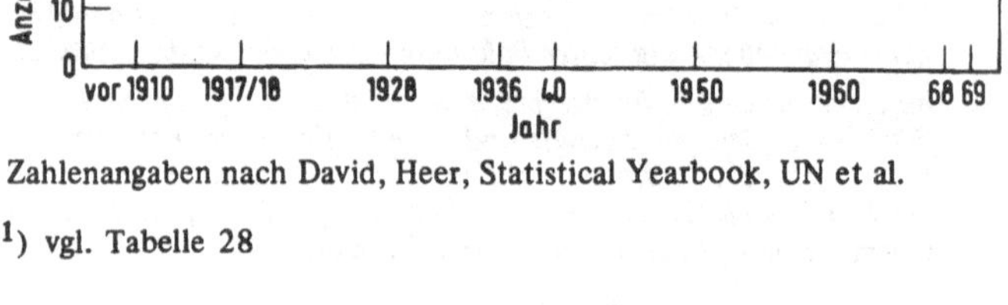

Zahlenangaben nach David, Heer, Statistical Yearbook, UN et al.

[1]) vgl. Tabelle 28

2. Bulgarien

Bulgarien ist das erste sozialistische Land, das den Prinzipien der UdSSR folgte. Von 1945–1955 war Abortus provocatus in Bulgarien nur bei streng medizinischer Indikation straffrei. Auf Grund eines Erlasses aus dem Jahre 1951 wurde nur der Abtreiber, nicht jedoch mehr die Frau selber bestraft.

Mit Gesetz vom 27. 4. 1956 wurde die Schwangerschaftsunterbrechung in Bulgarien völlig freigegeben, und zwar bis zum Ende der 12. Schwangerschaftswoche. Lediglich einige medizinisch begründete Kontraindikationen schlossen die Genehmigung zu legaler Abrasio aus.

Die wichtigsten Leitsätze des außerordentlich freizügigen Gesetzes waren folgende[1]):

1. *Jede Schwangere, die ihre Schwangerschaft unterbrechen will, ist nach ernstlicher Erwägung der Frage in der Frauenberatungsstelle vollauf dazu berechtigt.*
2. *Die Unterbrechung der Schwangerschaft auf Wunsch wird bis zum Ende des 3. Schwangerschaftsmonats und nur in Anstalten für Geburtshilfe und Gynäkologie zugelassen, vorausgesetzt, daß keine medizinischen Gegenanzeigen bestehen.*
3. *Die medizinischen Gegenanzeigen sind:*
   a) Vorhandensein akuter und subakuter entzündlicher Erkrankungen der Geschlechtsorgane;
   b) Vorhandensein eitriger Herde, unabhängig von ihrer Lokalisierung;
   c) Vorhandensein akuter und ansteckender Krankheiten;
   d) wenn innerhalb der vorangegangenen 6 Monate ein Abort auf Wunsch vorgenommen worden ist;
   e) eine Schwangerschaft, die schon den 3. Monat überschritten hat.
4. *Jede Schwangerschaftsunterbrechung, die außerhalb der hierzu festgesetzten Anstalten vorgenommen worden ist, wird als krimineller Abort angesehen, und hierfür zieht man die zu bestrafende Person gemäß dem Strafgesetzbuch zur Verantwortung.*
5. *Die Gesundheitsstellen, die fürsorgerechtlichen Beamten, die Frauengruppen und alle anderen staatlichen und öffentlichen Organe sind verpflichtet, den Schwangeren, die einer Erhaltung ihrer Schwangerschaft zugestimmt haben, materiell und moralisch beizustehen.*

[1]) *Mehlan* [2], S. 28.

6. *Wird ein krimineller Abort nachgewiesen, so werden außer der gerichtlichen Verfolgung auch noch Strafen im Verwaltungswege und im Disziplinarverfahren auferlegt, wie Entzug der Befähigung, die ärztliche Praxis auszuüben, Versetzen auf einen niedrigen Posten u. a.*

Um die erheblich abgesunkene Geburtenrate als Folge der Freigabe wieder anzuheben, wurde am 16. 3. 1968 eine nicht unwesentliche neuerliche Einschränkung verfügt. Seit dieser Zeit ist in Bulgarien Unterbrechung wiederum prinzipiell verboten, wenn eine Frau noch keine Kinder hat.

Genehmigt wird der Abbruch lediglich nach Vorstellung vor einer speziellen medizinischen Kommission, die der Schwangeren zunächst einmal Ernst und Gefahren einer Interruptio vorzuhalten hat, ihr andererseits finanzielle und soziale Unterstützung zusagt im Falle der Austragung der Schwangerschaft. Die Genehmigung wird jetzt erteilt:

a) wenn eine Frau 3 und mehr lebende Kinder hat,
b) wenn die Antragstellerin älter als 45 Jahre ist,
c) wenn sie jünger als 16 Jahre ist und unverheiratet oder ein Verwandter als Schwängerer in Frage kommt,
d) wenn eine Vergewaltigung nachgewiesen ist,
e) wenn ernste soziale, durch staatliche Behörden nachprüfbare Mißstände im Einzelfall bewiesen werden,
f) wenn ernste medizinische Indikationen vorliegen.

Zu a) und b) ist keine Kommissionsgenehmigung erforderlich.

Wenn eine Schwangere mit weniger als 3 Kindern unbedingt auf Abbruch besteht, muß auch bei ihr die Unterbrechung vorgenommen werden, nachdem ernste Bemühungen durch Ärzte und Sozialarbeiter den Wunsch nach frühzeitiger Beendigung nicht haben abwenden können.

Es ist eine Gebühr für den Eingriff zu zahlen, es sei denn, daß medizinische Indikation Grund zur Abrasio ist. Durchführung erfolgt nur in gynäkologischen Abteilungen staatlicher Krankenhäuser.

1969 waren 1500 Schwangerschaftsberatungsstellen in Bulgarien tätig, davon 250 in Städten, 1270 auf dem Lande.

Graphik X
Geburtenziffern,
Gesamt- und Legalaborte in Bulgarien
1953 – 1968

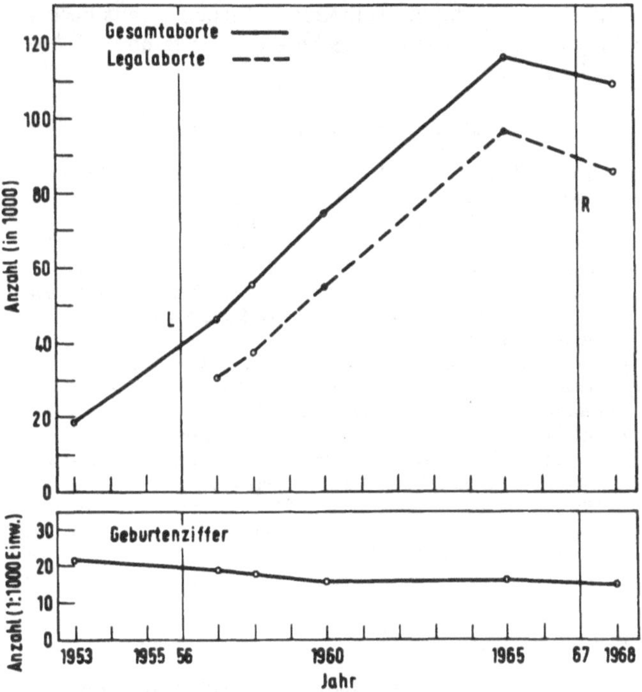

L = 1956
R = 1967

Die Graphik X zeigt, daß Bulgarien an 2. Stelle in bezug auf die Abortquote liegt.

Die Zeitspanne zur Vornahme der Curettage ist von 12 auf 10 Wochen reduziert. Bis 1970 war die Tendenz der bulgarischen Behörden ganz stark darauf gerichtet, den Schwangerschaftsabbruch einzudämmen, die Betroffene durch Gewährung jedmöglicher staatlicher Fürsorge von ihrem Antrag abzubringen. Seit 1970 zeigt sich jedoch wieder, wie in WHO-Publikationen ausgeführt, eine Lockerung. Unverheiratete können praktisch ohne Erlaubnis, verheiratete Frauen bereits nach Entbindung von einem Kind den Schwangerschaftsabbruch durchführen lassen.

Mehlan zieht aus dem Beispiel Bulgarien folgende Schlüsse:

„*1. Mit der Zulassung der Aborte auf Wunsch wurde die Frage der Aborte auf die richtige Bahn gebracht, um die Gesundheit der Frauen zu wahren und ihre Rechte zu erweitern.*
2. Die Zulassung der Aborte beeinflußt die Geburtenziffer nicht und vermindert erheblich die Zahl der kriminellen Aborte.
3. Die Durchführung der Aborte in den Anstalten setzt in hohem Maße die Komplikationen und die Todesfälle nach solchen Aborten herab.
4. Die Zuführung der Schwangeren zu den Frauenberatungsstellen erweitert die Möglichkeiten einer Aufklärungsarbeit und Beratung über den Schutz der Mutterschaft.
5. Die Zulassung der Aborte ermöglicht eine genauere Verfolgung der Dynamik der verschiedenen Arten von Aborten und eine wirksamere Lenkung des Kampfes gegen sie.
6. Die Verminderung der Aborte auf Wunsch sowie der kriminellen Aborte muß u. a. über den Weg der rationellen Anwendung empfängnisverhütender Mittel erfolgen.

3. Tschechoslowakei

Das Initialgesetz aus dem Jahre 1929, gültig bis 1950, erlaubte Unterbrechungen aus strenger medizinischer Indikation und bei Erbkrankheiten der Eltern. Am 19. 12. 1957 wurde ein neues Gesetz erlassen, das vor Abbruch der Schwangeren das Aufsuchen einer Beratungskommission zur Pflicht machte. Die Durchführung des Eingriffs darf in der Tschechoslowakei nur in staatlich gesondert konzessionierten Kliniken erfolgen. Die Präambel zu diesem Gesetz besagt[1]):

[1]) n. *Mojta, M.* (aus Mehlan [2]), S. 246

„§ 1. Einleitungsbestimmungen

Im Interesse einer Erweiterung der Sorge für eine gesunde Entwicklung der Familie, welche durch Schäden bedroht wird, die bei einer künstlichen Unterbrechung der Schwangerschaft an Gesundheit und Leben der Frauen durch Eingriffe gewissenloser Personen und außerhalb von Gesundheitseinrichtungen verursacht werden, wird durch dieses Gesetz die künstliche Unterbrechung der Schwangerschaft geregelt.

§ 2. Die Bedingungen
für eine künstliche Unterbrechung der Schwangerschaft

1. *Eine Schwangerschaft kann nur mit Zustimmung der Schwangeren und nach vorausgegangener Genehmigung unterbrochen werden; wenn eine Schwangere völlig geschäftsunfähig oder wegen Geistesgestörtheit überhaupt unfähig ist, ihre Angelegenheiten selbst zu regeln, kann ihre Einwilligung durch die Zustimmung ihres gesetzlichen Vertreters ersetzt werden.*
2. *Eine Schwangerschaft kann künstlich nur in einer stationären Gesundheitseinrichtung unterbrochen werden.*

§ 3

1. *Über die Genehmigung der künstlichen Unterbrechung der Schwangerschaft entscheidet auf Antrag der Schwangeren oder ihres gesetzlichen Vertreters eine zu diesem Zweck eingesetzte Kommission.*
2. *Die Genehmigung zur künstlichen Unterbrechung der Schwangerschaft kann nur aus medizinischen Gründen oder aus anderen besonders berücksichtigungswürdigen Gründen erteilt werden."*

Am 17. 9. 1966 wurde die Indikationsliste wesentlich erweitert:

a) Fortgeschrittenes Alter der Schwangeren,
b) Sorgepflicht für 3 und mehr lebende Kinder,
c) Tod oder Berufsunfähigkeit des Ehemannes,
d) Zerrüttung der Ehe (broken family),
e) ernsthafte wirtschaftliche Schwierigkeiten,
f) besondere Schwierigkeiten, die bei Schwangerschaft Unverheirateter entstehen können,
g) Schwangerschaft, bedingt durch Vergewaltigung.

Als K o n t r a i n d i k a t i o n e n sind die gleichen Bedingungen wie in Bulgarien (s. d.) zu beachten. Die Zeitgrenze zur Durchführung liegt, wie in den meisten Ländern, bei Ende

Tabelle 11: Geburten und Aborte in der Tschechoslowakei 1953–1968

Jahr	Anzahl in 1000				Anteil auf 1000 Einwohner		
	Lebend-geburten	Legale Aborte	Andere Aborte[2])	Aborte Gesamt	Lebend-geburten	Legale Aborte	Andere Aborte[1])
1953	271,7	1,5	29,1	30,6	21,2	0,1	2,3
1954	266,7	2,8	30,6	33,4	20,6	0,2	2,4
1955	265,2	2,1	33,0	35,1	20,3	0,2	2,5
1956	262,0	3,1	31,0	34,1	19,8	0,2	2,3
1957	252,7	7,3	30,2	37,5	18,9	0,5	2,3
1958	235,0	61,4[3])	27,7	89,1	17,4	4,6	2,1
1959	217,0	79,1	26,4	105,5	16,0	5,8	1,9
1960	217,3	88,3	26,3	114,6	15,9	6,5	1,9
1961	218,4	94,3	26,0	120,3	15,8	6,8	1,9
1962	217,5	89,8	26,1	115,9	15,7	6,5	1,9
1963	236,0	70,5	29,2	99,7	16,9	5,0	2,1
1964	241,3	70,7	28,5	99,2	17,1	5,0	2,0
1965	231,7	79,6	26,0	105,6	16,4	5,6	1,8
1966	222,6	90,3	25,5	115,8	15,6	6,3	1,8
1967	216,0	96,4	24,8	121,2	15,1	6,7	1,7
1968	213,7	99,7	24,2	123,9	14,9	6,9	1,7

[1]) Statistisches Jahrbuch der CSSR.
[2]) Krankenhausentlassungsdiagnose für „Spontan“-Aborte.
[3]) Legale Aborte per 1. 1. 1958.
Aus David, H. P. Family Planning [8], Seite 163.

Tabelle 12: Art der Aborte der geprüften Schwangerschaftsanträge in der Tschechoslowakei, Zeitraum 1958–1968

Jahr	Aborte insgesamt	Induzierte Aborte	Spontan-Aborte	Andere Abort-formen	Genehmi-gungs-quote
1958	100,0	69,0	30,4	0,6	88,2
1959	100,0	75,0	24,7	0,3	90,6
1960	100,0	77,0	22,8	0,2	91,1
1961	100,0	78,4	21,5	0,1	89,8
1962	100,0	77,5	22,4	0,1	89,2
1963	100,0	70,6	29,3	0,1	86,0
1964	100,0	71,3	28,6	0,1	88,7
1965	100,0	75,2	24,7	0,1	91,9
1966	100,0	77,9	22,0	0,0	93,0
1967	100,0	79,6	20,4	0,0	92,6
1968	100,0	80,5	19,5	0,0	92,3

Quelle: n. Frejka und Koubek (1969) aus Henry P. David, Family Planning [8], S. 166.

Tabelle 13: Jährliche Zu- bzw. Abnahme der Aborte. bezogen auf die verschiedenen Abortarten in der Tschechoslowakei, Zeitraum 1959 bis 1968 (in Prozenten)

Jahr	Aborte insgesamt	Induzierte Aborte	Spontan-Aborte	Gesuch auf Schwanger-schaftsunter-brechung
1959	+ 18,4	+ 28,8	– 3,9	+ 25,4
1960	+ 8,6	+ 11,6		+ 10,9
1961	+ 5,0	+ 6,8	– 0,9	+ 8,4
1962	– 3,7	– 4,8	+ 0,5	– 4,1
1963	– 13,8	– 21,5	+ 12,6	– 18,6
1964	– 0,8	+ 0,2	– 2,8	– 2,8
1965	+ 6,6	+ 12,6	– 8,2	+ 8,7
1966	+ 9,5	+ 13,4	– 2,3	+ 12,0
1967	+ 4,7	+ 6,8	– 3,0	+ 7,4
1968	+ 2,2	+ 3,4	– 2,5	+ 3,7

Quelle: Nach Frejka und Koubek (1969) aus H. P. David, Family Planning [8], Seite 167.

Graphik XI
Geburtenziffern,
Gesamt- und Legalaborte in der CSSR
1953 – 1968

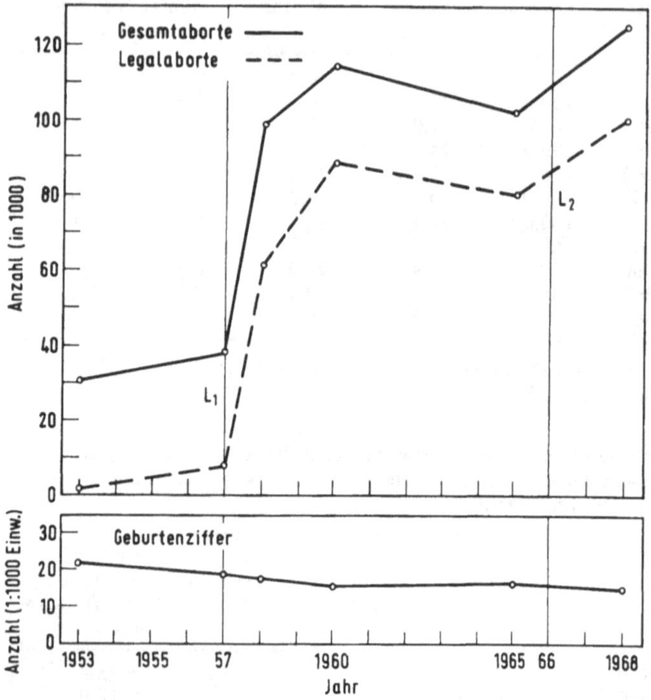

L_1 = 1957
L_2 = 1966

der 12. Schwangerschaftswoche. Der Schwangerschaftsantrag muß einem dreiköpfigen Komitee, darunter einem gynäkologisch leitenden Krankenhausarzt, vorgelegt und von der Kommission genehmigt werden. Eine Belehrung über Schwangerschaftsverhütungsmaßnahmen ist den Ärzten vor Entlassung der

Frau aus der Krankenanstalt zur Pflicht gemacht. Auch ambulant darf Interruptio durchgeführt werden.

Tabelle 11 zeigt in Analogie zu den Verhältnissen in den skandinavischen Staaten die bevölkerungspolitische Schere: Zunahme der legalen Aborte – Abnahme der Lebendgeburten.

Mit Freigabe der Schwangerschaftsunterbrechung im Jahre 1957 ist ein Hochschnellen der legalen Abortzahlen von 37 495 vor dem Gesetz auf 89 076 Abbrüche bereits ein Jahr später (1958) nach tschechischem Fristenlösungsgesetz zu ersehen. Im gleichen Zeitraum sinkt die Geburtenrate um ca. ein Drittel, 1955: 20,3, 1968: 14,9 Lebendgeburten auf 1000 Einwohner.

Aus Tabelle 12 ist zu ersehen, daß eine andere Schere mit statistischer Gesetzmäßigkeit sich nachweisen läßt: Anstieg der induzierten Aborte von 69,0 im Jahre 1958 auf 80,5 im Jahre 1968 (= 16,7%). Damit einher geht das Absinken der Spontanaborte im gleichen Zeitraum von 30,4 auf 19,5 (= – 35,9%). Offenbar waren vor Liberalisierung in den Spontanaborten induzierte Aborte versteckt. Tabelle 13 schließlich zeigt die jährliche Zu- bzw. Abnahme der Aborte, bezogen auf die verschiedenen Abortarten; auch hier das gleiche Verhältnis wie in Tabelle 12 (Graphik XI).

4. Ungarn

Von 1949–1952 war strikte medizinische Indikation einziger Grund zu legalem Schwangerschaftsabbruch. 1953 wurde in die therapeutische Indikation die sozial-medizinische und die eugenische Begründung einbezogen. Seit dem *Gesetz vom 3. 6. 1956* ist die rein soziale Indikation mit außerordentlich großzügiger Handhabung, wie die kraß ansteigenden Zahlen aus Tabelle 13 beweisen, gesetzlich verankert. Die Verordnung hat folgenden Wortlaut:

„Verordnung des Gesundheitsministers Nr. 2/1956 über die Regelung der Schwangerschaftsunterbrechung.

Im Einklang mit dem Finanzminister und dem Zentralkomitee der Gewerkschaften verordne ich folgendes:

§ 1

1. *Die Unterbrechung der Schwangerschaft darf nur mit Erlaubnis einer laut dem Beschluß des Ministerrats 1047/1956/IV. 3./ organisierten Kommission durchgeführt werden.*
2. *Die Unterbrechung der Schwangerschaft darf nur an gynäkologischen Abteilungen eines Krankenhauses, einer Klinik oder in einem in der Anweisung des Gesundheitsministers 171/1955/ Eü.K.21/ bestimmten Entbindungsheim vollzogen werden. Die Zuständigkeitsgebiete derselben werden durch den leitenden Arzt der Hauptstadt bzw. des Verwaltungsbezirks (Komitat) oder der Stadt bestimmt. Die Zuständigkeitsgebiete der einzelnen Anstalten müssen durch die amtlichen Gesundheitsstellen veröffentlicht werden.*

§ 2

1. *Neben den gynäkologischen Abteilungen der Krankenhäuser, Kliniken und den laut Nr. 171/1955/Eü.K.21./ bestimmten Entbindungsheimen, im weiteren auch Heilanstalten, muß ein Ausschuß zur Genehmigung der Schwangerschaftsunterbrechung gebildet werden.*
2. *Der Ausschuß soll aus drei Mitgliedern bestehen. Der Vorsteher ist ein Arzt (Gynäkologe), den der leitende Arzt der Hauptstadt bzw. des Komitates oder der Stadt dazu bestimmt. Die anderen zwei Mitglieder werden durch das Exekutivkomitee des ortszuständigen Rates bestimmt: Der Leiter (oder Stellvertreter) der sozial-politischen Gruppe des Exekutivkomitees und eine Frau, die der Komitatsrat der Gewerkschaften in Budapest, das Zentralkomitee der Gewerkschaften bzw. die Budapester Kommissionen der Gewerkschaften vorschlagen.*
3. *Der Ausschuß hält regelmäßig an einem oder mehreren vorausbestimmten Tagen der Woche eine Sitzung ab. Der Zeitpunkt muß durch die amtlichen Gesundheitsstellen veröffentlicht werden.*

§ 3

1. *Der Ausschuß genehmigt die Unterbrechung der Schwangerschaft:*
   a) wenn es nötig ist, das Leben einer Schwangeren zu retten oder sie vor einer schweren Krankheit bzw. der Verschlimmerung einer bestehenden Erkrankung zu schützen oder auch, wenn die Frucht voraussichtlich schweren Schäden ausgesetzt ist;
   b) wenn persönliche oder familiäre Umstände es begründen und wenn die das Gesuch einreichende Schwangere auch nach der in Absatz 3 vorgeschriebenen Aufklärung auf der Unterbrechung der Schwangerschaft besteht.

2. *Die Unterbrechung der Schwangerschaft laut Absatz 1, Punkt b) kann nur dann bewilligt werden, wenn die Schwangerschaft nicht länger als zwölf Wochen besteht.*
3. *Wenn die Antragstellerin laut Absatz 1, Punkt b) um die Unterbrechung der Schwangerschaft bittet, hat der Ausschuß die Pflicht,*
   a) *falls er es für zweckmäßig erachtet, zu versuchen, die Antragstellerin davon zu überzeugen, die Schwangerschaft doch auszutragen;*
   b) *in jedem Falle die Antragstellerin darüber aufzuklären, daß eine Unterbrechung der Schwangerschaft für die Gesundheit schädlich sei, besonders in wiederholten Fällen.*

§ 4

1. *Die Antragstellerin muß ihr Gesuch bezüglich der Schwangerschaftsunterbrechung bei dem ihrem Wohnort angehörigen Ausschuß persönlich vortragen. Bevor sie ihr Ansuchen vorträgt, muß die Schwangere in der bestimmten Heilanstalt oder in der gynäkologischen Sprechstunde eines Bereichsambulatoriums oder in Budapest in der Sprechstunde der Schwangerenfürsorge zur nötigen gynäkologischen Untersuchung erscheinen, um sich eventuell noch den vom Facharzt für nötig befundenen anderen Untersuchungen zu unterziehen. Die Untersuchungen sollen möglichst am selben Tage vorgenommen werden, an dem sich die Antragstellerin zur Untersuchung meldet.*
2. *Bei der Untersuchung soll ein Protokoll nach dem Muster der ersten Beilage dieses Erlasses aufgenommen werden.*
3. *Die Antragstellerin ist verpflichtet, mit dem nach Absatz 2 ausgestellten Protokoll möglichst am Tage der Untersuchung oder, wenn diese nicht mit der Tagung des Ausschusses zusammenfällt, wenigstens binnen sieben Tagen nach den Untersuchungen vor dem Ausschuß zu erscheinen.*
4. *Der Ausschuß trägt in das Protokoll die Erlaubnis der Schwangerschaftsunterbrechung und den Grund für diese ein.*
5. *Der Ausschuß führt ein Verzeichnis über die Gesuche nach dem Muster der zweiten Beilage dieser Verordnung.*
6. *Die Antragstellerin meldet sich mit dem die Erlaubnis enthaltenden Protokoll an einem festgesetzten Tag in der dafür bestimmten Anstalt.*
7. *Die Schwangerschaftsunterbrechung soll möglichst binnen sechs Tagen nach Ausgabe der Genehmigung ausgeführt werden.*
8. *Die Unterbrechung der Schwangerschaft darf nicht ambulant durchgeführt werden.“*

Graphik XII
Geburtenziffern,
Gesamt- und Legalaborte in Ungarn
1950 – 1968

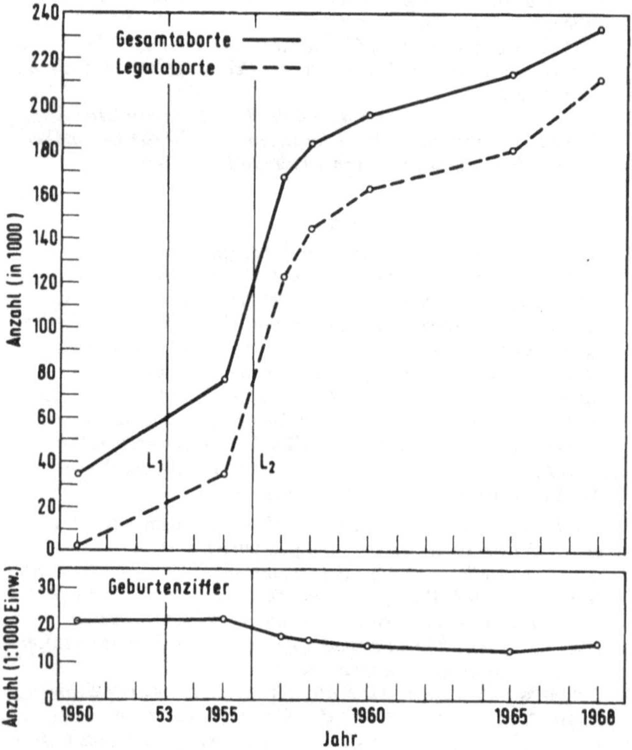

L_1 = 1953
L_2 = 1956

Es besteht Antrags- und Meldepflicht. Auch hier gilt, wie in allen Oststaaten, ein Katalog von Kontraindikationen. Als letzter Termin ist die 12. Schwangerschaftswoche festgelegt. Die Durchführung darf nur in staatlich konzessionierten

Krankenhäusern erfolgen und ist an eine Genehmigung durch eine dreiköpfige Kommission gebunden.

An der Gesetzesvorlage und Verabschiedung sind beteiligt der ungarische Gesundheitsminister, der Finanzminister und das Zentralkomitee der ungarischen Gewerkschaften.

Für Unterbrechungen bei allen nichtmedizinischen Indikationen ist eine Gebühr von umgerechnet etwa 40,– DM zu zahlen.

Waren 1950 nur 1700 legale Unterbrechungen zu verzeichnen, stiegen die Zahlen 1954 auf 16 300 und nach Liberalisierung im Jahre 1956 – bereits nach einem Jahr – auf 145 000.

Tabelle 14: Geburten und Aborte in Ungarn 1950–1968

	Anzahl in 1000			Anteil auf 1000 Einwohner		
Jahr	Lebend-Geburten	Legale Aborte	Andere Aborte[1]	Lebend-Geburten	Legale Aborte	Andere Aborte[1]
1950	195,6	1,7	34,3	21,0	0,2	3,7
1951	190,6	1,7	36,1	20,2	0,2	3,8
1952	185,8	1,7	42,0	19,6	0,2	4,4
1953	206,9	2,8	39,9	21,6	0,3	4,2
1954	223,3	16,3	42,0	23,0	1,7	4,3
1955	210,4	35,4	43,1	21,4	3,6	4,4
1956	192,8	82,5[2]	41,1	19,5	8,3[2]	4,2
1957	167,2	123,4	39,5	17,0	12,5	4,0
1958	158,4	145,6	37,4	16,0	14,7	3,8
1959	151,2	152,4	35,3	15,2	15,3	3,5
1960	146,5	162,2	33,8	14,7	16,2	3,4
1961	140,4	170,0	33,7	14,0	17,0	3,4
1962	130,1	163,7	33,9	12,9	16,3	3,4
1963	132,3	173,8	34,1	13,1	17,2	3,4
1964	132,1	184,4	34,3	13,0	18,2	3,4
1965	133,0	180,3	33,7	13,1	17,8	3,3
1966	138,5	186,8	33,6	13,6	18,3	3,3
1967	148,9	187,5	34,9	14,6	18,4	3,4
1968	154,4	201,1	33,7	15,1	19,7	3,3

[1]) Registrierte Spontanaborte lt. Krankenhaus-Entlassungsdiagnose.
[2]) Legale Aborte Juni 1956.
Quelle: Nach Tietze (1969) aus H. P. David [8], S. 104.

Weitere 10 Jahre später schnellte die Zahl auf 187 500 hoch, wie Tabelle 14 und Graphik XII zeigen.

Die Abortquote liegt mit 19,7 auf 1000 Einwohner 1968 am höchsten in ganz Europa.

Eine vergleichende Statistik der legalen Aborte in der Tschechoslowakei und in Ungarn zeigt, daß auch in den sozialistischen Staaten die Durchführung der Schwangerschaftsmaßnahmen nicht unerheblich differiert. Insbesondere der Anteil auf 1000 Frauen im gebärfähigen Alter vom 15. bis 44. Lebens-

Tabelle 15: Vergleichende Statistik der legalen Aborte in der Tschechoslowakei (1953–1968) und in Ungarn (1950–1968)

	Tschechoslowakei			Ungarn		
Jahr	Anzahl (i. 1000)	Anteil auf 1000 Frauen 15–44 Jahre	Anteil auf 1000 Lebend-geburten	Anzahl (i. 1000)	Anteil auf 1000 Frauen 15–44 Jahre	Anteil auf 1000 Lebend-geburten
1950	–	–	–	1,7	0,8	8,7
1951	–	–	–	1,7	0,8	8,9
1952	–	–	–	1,7	0,8	9,1
1953	1,5	0,5	5,5	2,8	1,3	13,5
1954	2,8	1,0	10,5	16,3	7,5	73,0
1955	2,1	0,8	8,0	35,4	16,3	168,2
1956	3,1	1,2	11,9	82,5	38,3	427,9
1957	7,3	2,7	28,9	123,4	58,0	737,9
1958	61,4	22,8	261,3	145,6	68,7	918,9
1959	79,1	29,3	365,1	152,4	72,1	1008,0
1960	88,3	32,5	406,3	162,2	76,5	1107,2
1961	94,3	34,0	431,8	170,0	79,4	1211,1
1962	89,8	31,5	413,0	163,7	75,2	1258,4
1963	70,5	24,1	298,9	173,8	78,4	1313,6
1964	70,7	23,6	293,0	184,4	82,2	1395,2
1965	79,6	26,3	343,5	180,3	80,0	1355,3
1966	90,3	29,4	405,5	186,8	82,8	1348,5
1967	96,4	31,4	446,9	187,5	83,1	1259,5
1968	99,7	32,3	466,5	201,1	88,8	1301,2

Quelle: Spontaneous and Induced Abortion, Report of a UNO Scientific Group, Genf, 1970, S. 43.

jahr zeigt demonstrativ, daß in der CSSR im Jahre 1968 nur 32,3 Frauen, in Ungarn jedoch 88,8 Frauen Schwangerschaftsabbrüche durchführen ließen. Entsprechend ist der Anteil der Schwangerschaftsabbrüche auf 1000 Lebendgeburten in Ungarn dreimal so groß wie in der CSSR (1301,2 : 466,5 – s. Tabelle 15).

5. Rumänien

Hier wurde erst am 25. 9. 1957, also mit einer gewissen zeitlichen Verzögerung im Vergleich zu anderen sozialistischen Staaten, die Liberalisierung eingeführt, und zwar in weitgehend sozialem und medizinischem Rahmen. Der rasante Anstieg der legalen künstlichen Schwangerschaftsunterbrechungen, der 1965 erstmals die Millionengrenze überstieg, veranlaßte die rumänischen Staatsorgane zu einer drastischen Restriktion. In einem Zeitraum von 8 Jahren hatte die Abortrate sich verzehnfacht, die Geburtenrate entsprechend verringert[1]):

1930	Geburtenrate:	34,1/1000 Einwohner	–
1955	Geburtenrate:	26,6/1000 Einwohner	–
1958	Geburtenrate:	– –	112 100 legale Abbrüche
1959	Geburtenrate:	– –	219 600 legale Abbrüche
1962	Geburtenrate:	16,2/1000 Einwohner	–
1965	Geburtenrate:	14,4/1000 Einwohner	1 115 000 legale Abbrüche
1967	Geburtenrate:	– –	51 659 legale Abbrüche

Seit dem Gesetz vom 29. 9. 1966 kam es zu einem ganz evidenten Abfall der Abortzahlen auf nur 51 659 im Jahre 1967, also schon ein Jahr nach Handhabung der strengen

[1]) Bedauerlicherweise halten Rumänien und die DDR die Zahlen in den letzten Jahren streng geheim, so daß nur unvollständige Angaben zu erlangen waren.

neuen Interruptionsvorschriften. Jetzt ist Schwangerschaftsunterbrechung in Rumänien prinzipiell verboten. Nur unter folgenden Bedingungen wird Genehmigung zum Schwangerschaftsabbruch erteilt:

a) wenn Gefahr für das Leben der Schwangeren besteht, wenn keine andere Möglichkeit besteht, diese abzustellen.
b) wenn ein Elternteil an einer Erbkrankheit leidet,
c) wenn ernste intrauterine Mißbildungen angenommen werden müssen,
d) wenn eine schwere geistige oder seelische Störung vorliegt,
e) wenn die Antragstellerin älter als 45 Jahre ist,
f) wenn 4 Kinder in der Obhut der Mutter sich befinden,
g) wenn nachweislich Vergewaltigung oder Inzest vorliegt.

Die Genehmigung wird von einer Krankenhauskommission erteilt. In dem Krankenhaus, dem die Kommissionsärzte angehören, muß die Unterbrechung durchgeführt werden. In den Ausführungsbestimmungen ist zusätzlich dargelegt, daß die genannten Indikationen nicht in jedem Fall eine absolute Indikation darstellen müssen. Belehrungen über Kontrazeption sind den Ärzten vorgeschrieben. Zeitgrenze ist auch hier die 12. Schwangerschaftswoche.

Offizielle statistische Angaben liegen nicht mehr vor. Die Alarmzahl von 1 115 000 legaler Abbrüche für das Jahr 1965 ist amtlich bestätigt worden, die zu der oben angeführten strengen Restriktion geführt hat. Das Mißverhältnis von 4 Aborten auf eine Lebendgeburt konnte nicht ohne staatliche Reaktion bleiben.

6. Polen

Bis 1950 war auch in Polen allein die streng medizinische Indikation rechtsgültig, die 1929 gesetzlich verankert worden war.

Mit Gesetz vom 27. 4. 1956 wurde eine Liberalisierung durchgesetzt, die soziale Indikation in weiten Grenzen – ähnlich wie in Ungarn – zuließ. Illegale Abortrate und Aborttodesfälle sanken daraufhin deutlich: Von 76 tödlich verlaufenen Unterbrechungen im Jahre 1959 ging die Todesziffer auf 26 im Jahre 1965 zurück.

Im Gesetz vom 27. 4. 1956 heißt es u. a.:

„Um die Gesundheit der schwangeren Frau vor den schädlichen Folgen der Eingriffe zur Schwangerschaftsunterbrechung, die unter nicht entsprechenden Bedingungen oder von Personen, die keine Ärzte sind, ausgeführt werden, zu schützen, wird folgendes beschlossen:

Art. 1 *1. Der Eingriff der Schwangerschaftsunterbrechung darf nur von einem Arzt ausgeführt werden, wenn:*
1) für eine Schwangerschaftsunterbrechung sprechen:
a) ärztliche Indikation oder
b) schwierige soziale Verhältnisse der schwangeren Frau;
2) der Verdacht besteht, daß die Schwangerschaft als Folge eines Verbrechens entstanden ist.
2. Der Eingriff darf nicht ausgeführt werden in den in Abs. 1 Pkt. 1b) und Pkt. 2 vorgesehenen Fällen, wenn ärztliche Kontraindikationen zur Durchführung dieses Eingriffes bestehen.
3. Der Eingriff der Schwangerschaftsunterbrechung bei einer Minderjährigen darf nur bei Zustimmung der Eltern, des Vormundes oder des Vormundschaftsrates ausgeführt werden.

Art. 2 *1. Die ärztlichen Indikationen oder die schweren sozialen Verhältnisse der schwangeren Frau, die für eine Unterbrechung der Schwangerschaft sprechen, bestätigt ein ärztliches Gutachten. Das Vorhandensein eines begründeten Verdachtes, daß die Schwangerschaft als Folge eines Vergehens entstanden ist, bestätigt das Gutachten des Staatsanwaltes.*
2. Der Minister für Gesundheitswesen bestimmt auf dem Wege einer Verfügung die berufliche Qualifikation, welche die Ärzte besitzen müssen, die den Eingriff zur Unterbrechung der Schwangerschaft ausführen, sowie den Modus der Ausstellung der ärztlichen Gutachten über die Zulässigkeit der Ausführung eines solchen Eingriffs.

Art. 3 *Wer auf irgendeine Art eine Frau zwingt, sich dem Eingriff der Schwangerschaftsunterbrechung zu unterziehen, wird mit Gefängnis bis zu fünf Jahren bestraft.*

Art. 4 *Wer den Eingriff der Schwangerschaftsunterbrechung mit Zustimmung der schwangeren Frau aber den Vorschriften des Art. 1 zuwider ausführt, unterliegt einer Gefängnisstrafe bis zu drei Jahren.*

Art. 5 Wer einer schwangeren Frau bei der Ausführung eines Eingriffs zur Schwangerschaftsunterbrechung entgegen den Vorschriften des Art. 1 Hilfe leistet, unterliegt einer Gefängnisstrafe bis zu 3 Jahren[1]).

Die graphische Darstellung XIII macht deutlich, daß Polen am zurückhaltendsten in der Frage der Abortmaßnahmen ist und damit eine ähnliche Stellung einnimmt wie Norwegen in den skandinavischen Ländern. Tabelle 16 zeigt, daß in den Jahren 1960–1967 sowohl die absoluten Zahlen und entsprechend die Schwangerschaftsabbrüche nach medizinischer Indikation deutlich abgefallen sind. Waren es 1960 4012 Unterbrechungen, sind 1967 nur 1570 Schwangerschaften aus medizinischen Gründen unterbrochen worden (Tabelle 16).

Aber auch das Verhältnis von induzierten Aborten nach medizinischer und nichtmedizinischer Indikation zeigt, daß, wie in aller Welt, die rein ärztliche Indikation, die sogen. therapeutische Interruptio keine 10% ausmacht. Bezogen auf das Jahr 1967 ergibt sich eine Relation von 1570 für medizinische und 111 214 für nichtmedizinische Indikation in Polen. Das entspricht einem Verhältnis von 1 : 71.

Tabelle 16: Aborte in Polen 1960–1967

Jahr	Induzierte Aborte in Krankenhäusern			Spontan-Aborte	Aborte durchgeführt in Ambulanzen
	Aborte insgesamt	Medizinische Indikationen	Andere Indikationen		
1960	223 795	4 012	146 406	73 377	–
1965	223 682	3 149	121 602	65 082	33 849
1966	215 046	2 119	116 223	66 357	30 347
1967	210 109	1 570	111 214	64 039	33 286

Quelle: H. P. David [8], S. 89.

[1]) nach *Lesinski, J.* (aus Mehlan [2]), S. 267.

Wie man sieht, ist es noch nirgends gelungen, eine Ideallösung zu finden. Auch drängt sich die Frage auf: Wieviel der hier genehmigten nichtmedizinischen Schwangerschaftsabbrüche würden in die Illegalität getrieben, wenn die 98,6% verboten wären? In den letzten Jahren hat die polnische

Graphik XIII
Geburtenziffern,
Gesamt- und Legalaborte in Polen
1957 – 1968

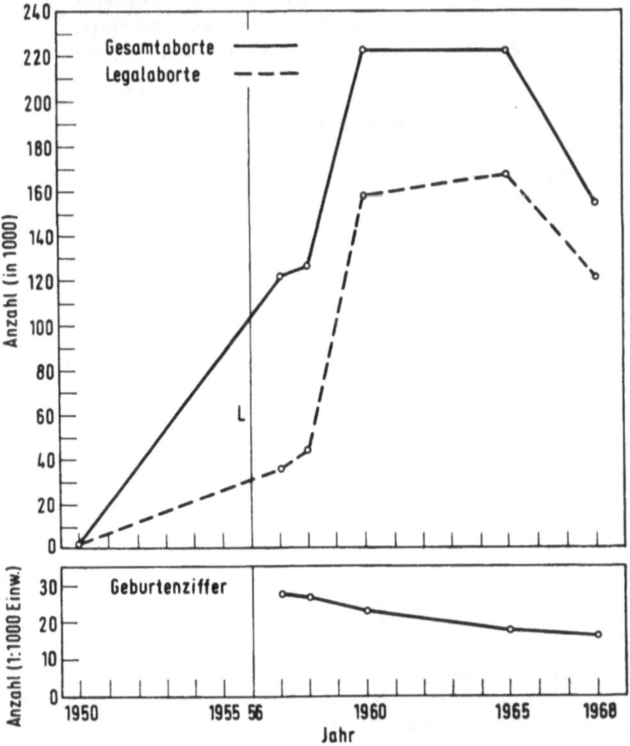

L = 1956

Regierung große Anstrengungen gemacht, um die Abortzahlen möglichst klein zu halten durch Ausbau der Familien-Beratungsstellen, soziale und finanzielle Sicherheitsgewährungen in und nach der Schwangerschaft (Graphik XIII).

7. Jugoslawien

Bis 1951 war in Jugoslawien allein die streng gefaßte medizinische Indikation zulässig. Mit Gesetz vom 11. 1. 1962 wurden neben der medizinischen Indikation die kriminologische und die eugenische zugelassen. Nur in besonderen Härtefällen konnten sozial-medizinische Gesichtspunkte Berücksichtigung

Tabelle 17: Aborte und Geburten in Jugoslawien[1])

Jahr	Erlaubte Aborte Indikationen Medizinische	Medizinische und soziale	Nicht medizinische	Zusammen	Gemeldete Aborte in LR Slowenien zusammen	Geburten in LR Slowenien zusammen
1952	45	64	77	186	–[2])	33 307
1953	47	95	67	209	–[2])	33 042
1954	65	216	86	367	–[2])	31 158
1955	147	255	181	583	5 541	30 957
1956	543	370	466	1379	5 381	30 266
1957	500	734	1894	3128	7 749	29 504
1958	541	841	3883	5265	10 670	27 802
1959	578	710	6574	7862	11 606	27 860

[1]) Zahlen nur von der Landesrepublik Slowenien(!).
Die Zahl der legalen Aborte in Slowenien wächst, die Zahl der unerlaubten Aborte ist fast gleichgeblieben, während die Zahl der Geburten im Rückgang begriffen ist.

[2]) Die Meldung war nicht obligat.

Quelle: K. H. Mehlan [2].

Graphik XIV
Geburtenziffern,
Gesamt- und Legalaborte in Jugoslawien
1950 – 1969

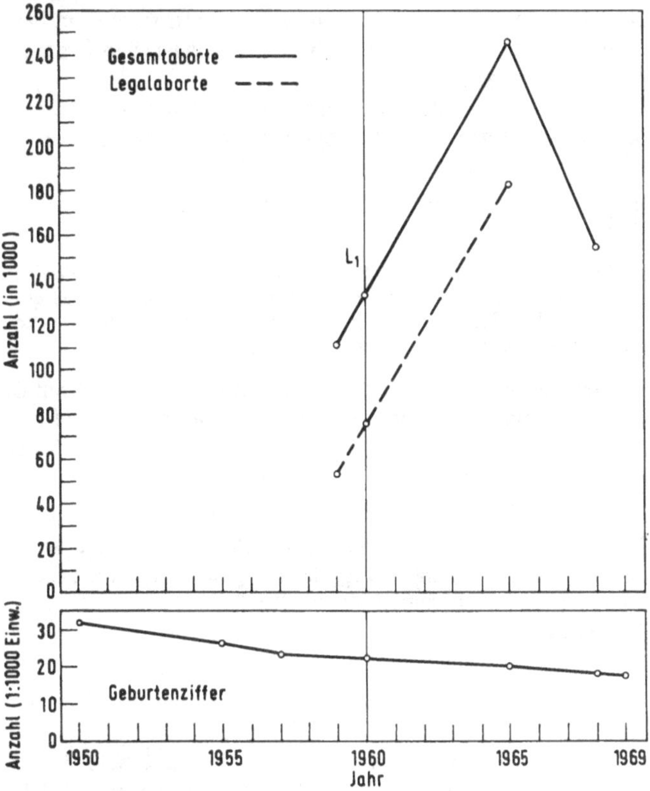

L_1 = 1960

finden. 1960 und zuletzt am 26. 4. 1969 wurden wesentliche Erweiterungen verfügt in der Weise, daß zusätzlich als Grund für Unterbrechung ernste persönliche, familiäre, finanzielle oder andere nachgewiesene Schwierigkeiten anerkannt werden.

Das Verfahren entspricht den in den Ostblockstaaten üblichen Bestimmungen einschl. den Kontraindikationen. Die Bewilligung wird durch eine Dreierkommission erteilt; es ist Möglichkeit gegeben, einen Obergutachter anzurufen. Sexualaufklärung und Maßnahmen zur Schwangerschaftsprävention bei Krankenhausentlassung sind auch in Jugoslawien den Ärzten zur Pflicht gemacht.

Durchgeführt werden kann der Eingriff in Krankenhäusern, aber auch in staatlichen Gesundheitszentren. Außer den üblichen medizinischen, eugenischen und kriminologischen Indikationen ist in Artikel 4 des Gesetzes vom 26. 4. 1969 ausdrücklich festgelegt:

> *„Die Schwangerschaftsunterbrechung kann auf Wunsch der Frau erfolgen, wenn während der Schwangerschaft und nach der Geburt Aussicht besteht, daß ernste persönliche, familiäre, materielle oder andere Sorgen anzunehmen sind."*

Prinzipiell ist gemäß Artikel 1 die Schwangerschaftsbeendigung nur entsprechend der gesetzlichen Regelungen erlaubt. Es gelten also nach wie vor Einschränkungen auch hinsichtlich der Genehmigungsverfahren (Tabelle 17).

Ähnlich wie in Polen wird der Familienplanung, Sexualaufklärung, Kontrazeption sowie Mütterhilfe und Kindergeldzuschuß große Beachtung in Jugoslawien geschenkt. Auch hier liegen statistische Angaben nur höchst lückenhaft vor (Graphik XIV).

8. Deutsche Demokratische Republik

In der DDR sind mehrere, zum Teil nicht unerheblich voneinander abweichende Phasen im Verlauf der letzten 100 Jahre zu unterscheiden. Die historische Entwicklung erlaubt die Abgrenzung in 5 Zeitabschnitte:

Zeitraum I: von 1871–1919
Zeitraum II: von 1920–1933
Zeitraum III: von 1934–1945

Zeitraum IV: von 1946–1971

mit folgenden 3 Unterteilungen:
von 1946–1949
von 1950–1965
von 1966–1971

Zeitraum V: ab 1972.

Der gemeinsame deutsche Weg von 1871–1945 wird im Kapitel Bundesrepublik Deutschland und Berlin (West) Erörterung finden (s. dort). Ab 1946–1949 wurde die ursprüngliche Gesetzeshandhabe aus dem Jahre 1871 durch Ländergesetze mit nur geringen Abänderungen praktisch wieder übernommen, die diesbezüglichen NS-Gesetze, so auch das Sterilisationsgesetz, wurden selbstverständlich in toto annulliert.

Das Gesetz aus dem Jahre 1950 spiegelt höchst instruktiv das Streben der DDR nach Konsolidierung ihres Staatsgefüges wider. Erhaltung der nationalen Leistungskraft des ersten deutschen sozialistischen Arbeiter- und Bauernstaates hing damals unverkennbar mit Kinderreichtum zu Nutzen für Verteidigung und Aufbau der volkseigenen Industrie zusammen. In der Präambel zum „Gesetz zum Schutz von Mutter und Kind" vom 27. 9. 1950 hieß es mit nationalem Pathos:

> *„Die Kinder sind die Zukunft der Nation, und deshalb ist die Sorge um die Kinder, die Festigung der Familie und die Förderung des Kinderreichtums eine der vornehmsten Aufgaben unseres demokratischen Staates. Kinderreichen Familien und alleinstehenden Müttern, die durch den Krieg oder aus anderen Gründen an einer Eheschließung gehindert wurden, ist durch geldliche Unterstützung und durch Schaffung sozialer Einrichtungen eine weitgehende Hilfe zu gewähren."*

Neben der medizinischen Indikation, die streng ausgelegt wurde, war lediglich die eugenische Indikation zulässig. Als Indikationsgrund wurden in sehr engen Grenzen vereinzelt sozial-medizinische Begründungen zugelassen.

Die Entscheidung, ob eine Schwangerschaftsunterbrechung erlaubt war, oblag Kommissionen in den Stadt- oder Landkreisen, die sich wie folgt zu konstituieren hatten: Vorsitzender war der jeweilige Amtsarzt, dem ein Facharzt für Frauenkrankheiten und – je nach Lage des Falles – für innere Krankheiten oder ein Facharzt zur Beurteilung von Erbschäden beigeordnet war. Weiter waren im Komitee eine Fürsorgerin als Vertreterin der Organe des Gesundheitswesens und eine Vertreterin des Kreisverbandes des Deutschen Frauenbundes mit Sitz und Stimme tätig. Eine Beschwerdeinstanz war auf Länderebene unter Vorsitz des Leiters des Landesgesundheitsamtes im Beschwerdefall anzurufen.

Der § 1 hatte folgende Formulierung:

„*1. Unterbrechungen der Schwangerschaft sind nur zulässig,*
a) wenn die Austragung des Kindes das Leben oder die Gesundheit der schwangeren Frau ernstlich gefährdet oder
b) wenn ein Elternteil mit schwerer Erbkrankheit belastet ist.
Als Belastung mit schwerer Erbkrankheit ist anzusehen, wenn mit großer Wahrscheinlichkeit zu erwarten ist, daß das Kind an einer Erbkrankheit leiden wird, durch die es in seiner gesundheitlichen und gesellschaftlichen Vollwertigkeit erheblich beeinträchtigt wird."

Wie Tabellen 18a und 18b zeigen, sank die Abortquote nach dem restriktiven Gesetz von 1950 ganz außerordentlich. Betrugen die legalen Aborte 1950 26 360, sanken sie bereits ein Jahr nach Inkrafttreten des strengen Gesetzes auf 5037 ab und lagen 1954 bei 1714 stationär durchgeführten Aborten. Die Anzahl der Geburten blieb freilich praktisch gleich: 1950 betrug sie 16,5‰, 1954 16,3‰. Dies läßt vermuten, daß durch die strengen Gesetze die kriminellen Aborte doch noch höher lagen als in der Tabelle angegeben, da die kontrazeptiven Methoden, insbesondere die Verordnung von Ovarialhemmern, in dieser Zeit noch ganz am Anfang der Geburtenregelungsmaßnahmen standen.

Die hohen Gesamtabortzahlen sind insofern irreführend, als es sich hier nicht um Schwangerschaftsabbruchcurettagen allein handelt, sondern um Aborte jeder Ätiologie. Insofern ist ein Vergleich mit den übrigen Statistiken nicht gerechtfertigt. Auch hier zeigen sich bei den geschätzten kriminellen Aborten Variationen, die kaum objektiv nachprüfbar zu sein scheinen.

Tabelle 18a: Geburten und Aborte in der DDR in den Jahren 1946 bis 1954 *(K. H. Mehlan)*

Jahr	Geburten Absolut	‰	Aborte stationär Gesamt	Davon legal	Berechnete ambulante	Geschätzte kriminelle
						etwa
1946	194 000	10,4	46 000	16 000	54 000	54 000
1947	254 000	13,1	47 000	12 500	54 000	54 000
1948	249 000	12,8	58 000	17 500	60 000	64 000
1949	281 000	14,5	74 000	26 250	70 000	76 000
1950	313 000	16,5	82 000	26 360	13 000	84 000
1951	318 000	16,9	64 000	5 037	52 000	68 000
1952	313 000	16,7	62 000	3 617	46 000	62 000
1953	305 000	16,4	64 000	2 441	43 000	64 000
1954	299 000	16,3	63 000	1 714	36 000	60 000

Mehlan schreibt zu den von ihm angegebenen Zahlen:

„Die Tabelle zeigt eine Zunahme des kriminellen Abortes während der Periode der erweiterten Indikation zur Schw.U. Während der Jahre 1946 bis 1950 kam auf 100 Anstaltsgeburten fast die gleiche Zahl von Aborten. Mit der Verbesserung des Lebensstandards und der zunehmenden wirtschaftlichen Stabilisierung trat eine Zunahme der Geburten und eine absolute und relative Abnahme der Aborte ein. Die abrupte Änderung der Indikationsstellung durch den Fortfall der sogenannten sozialen Indikation führte in der Übergangsphase zu einer Erhöhung der Kriminalitätsziffer.

Diese Zahlen über das Verhältnis von stationärem und ambulantem Abort für die gesamte DDR liegen nur bis zum Jahre 1954 vor. Für die nachfolgenden Jahre sind wir auf die Mitteilungen einzelner Krankenhäuser angewiesen.

Vergleiche ergaben eine Übereinstimmung des Verhältnisses von Geburten zu Aborten in den größeren Kliniken der DDR in den Jahren 1955 bis 1959."

Entsprechend dem Absinken der Schwangerschaftsunterbrechungsanträge vom Gipfel im Jahre 1949 mit 35 000 Anträgen bei einer Genehmigungsquote von 75% sank die Zahl der Anträge von 20,3% auf 10 000 Einwohner 1958 auf 1,07 (Tabelle 18b).

Tabelle 18b: Schwangerschaftsunterbrechungen in der DDR (1946–1958)

Jahr	Gestellte Anträge absolut	Korrigierte Häufigkeit Zahl der Anträge auf 10 000 Einwohner gestellt	bewilligt	Genehmigungs-quote %
1946	ca. 16 000	ca. 9,25		
1947	ca. 12 500	ca. 7,1		
1948	ca. 17 500	ca. 10,0		
1949	35 000	20,3	15,2	75,0
1950	32 000	18,9	15,5	82,4
1950	9 000	5,2	4,2	(nur mediz. Indikation)
1951	8 774	5,13	2,94	57,4
1952	6 466	3,78	2,11	55,9
1953	4 725	2,79	1,44	51,6
1954	3 441	2,03	1,01	49,8
1955	2 582	1,52	0,73	48,0
1956	2 072	1,26	0,59	49,7
1957	1 970	1,20	0,57	47,2
1958	1 730	1,07	0,57	54,8

Quelle: K. H. Mehlan [2].

Tabelle 19: Häufigkeit der Schwangerschaftsunterbrechungen, bezogen auf 10 000 der Bevölkerung

Jahr	DDR	CSSR	Ungarn	Japan	Schweden	Dänemark	Schweiz
1952	2,1	–	2,0	93,0	7,4	11,6	15,0
1955	0,73	2,0	35,0	131,0	6,3	12,3	–
1956	0,59	–	83,0	129,0	5,3	–	–
1957	0,58	6,0	123,0	123,0	4,6	–	–
1958	0,55	46,0	146,0	124,0	3,4	8,7	–
1959	0,55	60,0	152,0	119,0	–	–	–

Quelle: .K. H. Mehlan [2].

Auch die Vergleichstabelle 19 verschiedener mittel- und osteuropäischer Staaten zeigt die außerordentliche Strenge in der Handhabung der Abortgesetze in der DDR besonders gegenüber

Ungarn, aber auch gegenüber allen anderen sozialistischen Staaten.

Mit Gesetz vom 15. 3. 1965 wurde eine Liberalisierung verfügt, da man offensichtlich von staatlicher Seite her gesehen hatte, daß mit drastischen Gesetzen eine gesündere Bevölkerungspolitik nicht zu erzwingen ist. Das neue Gesetz, das somit 15 Jahre nach Erlaß des ‚Gesetzes zum Schutz von Mutter und Kind' Gültigkeit erhielt, umfaßte folgende Indikationen:

Graphik XV
Geburtenziffern,
Gesamt- und Legalaborte in der DDR
1946 – 1968

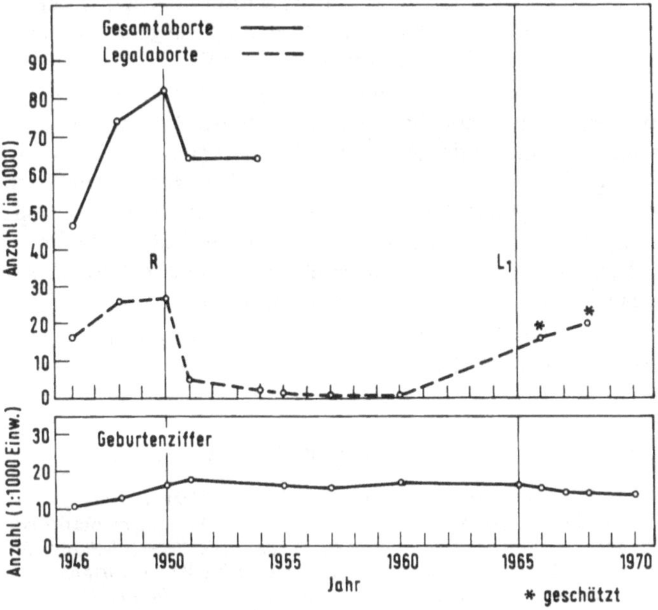

R = Restriktionsgesetz 1950
L_1 = 1965

a) medizinische Indikation unter Einschluß der sozialen Verhältnisse,
b) Alter der Gravida ab 40. Lebensjahr,
c) Alter der jugendlich Schwangeren unter 16 Jahren,
d) wenn 4 Kinder jeweils mit einem Abstand von weniger als 15 Monaten geboren worden sind,
e) wenn die Zeit zwischen letzter und derzeitiger Schwangerschaft weniger als 6 Monate beträgt,
f) wenn gesetzliche Unterhaltspflicht für 5 oder mehr Kinder in einem Haushalt besteht,
g) in Fällen nachgewiesener Vergewaltigung,
h) wenn hohe Wahrscheinlichkeit besteht, daß bei dem Kind Geisteskrankheit oder andere ernste Abnormitäten zu erwarten sind.

Der Zeitraum für die Unterbrechung war auch hier auf die 12. Schwangerschaftswoche begrenzt.

Sozial-medizinische und rein soziale Indikationen wurden somit seit 1965 bei Genehmigung zum Schwangerschaftsabbruch in der DDR praktiziert (Graphik XV).

Mit dem neuesten Gesetz vom 9. 3. 1972 wurde in der DDR darüber hinaus erstmalig in einem deutschen Staatsgebiet völlige Freigabe zum Schwangerschaftsabbruch auf Verlangen verfügt. Im Vordergrund der offiziellen Erwägungen steht jetzt der Gesichtspunkt der Gleichberechtigung der Frau in Ausbildung, Beruf, Ehe und Familie. Die Frau, so heißt es in der Präambel dieses Gesetzes, habe das Recht, über die Austragung einer Schwangerschaft selbst zu entscheiden.

Das Gesetz über die Unterbrechung der Schwangerschaft hat folgenden Wortlaut:

Gesetz über die Unterbrechung der Schwangerschaft

Die Gleichberechtigung der Frau in Ausbildung und Beruf, Ehe und Familie erfordert, daß die Frau über die Schwangerschaft und deren Austragung selbst entscheiden kann. Die Verwirklichung dieses Rechts ist untrennbar mit der wachsenden Verantwortung des sozialistischen Staates und aller seiner Bürger für die ständige Verbesserung des Gesundheitsschutzes der Frau, für die Förderung der Familie und der Liebe zum Kind verbunden.

Dazu beschließt die Volkskammer folgendes Gesetz:

§ 1

(1) Zur Bestimmung der Anzahl, des Zeitpunktes und der zeitlichen Aufeinanderfolge von Geburten wird der Frau zusätzlich zu den bestehenden Möglichkeiten der Empfängnisverhütung das Recht übertragen, über die Unterbrechung einer Schwangerschaft in eigener Verantwortung zu entscheiden.

(2) Die Schwangere ist berechtigt, die Schwangerschaft innerhalb von 12 Wochen nach deren Beginn durch einen ärztlichen Eingriff in einer geburtshilflich-gynäkologischen Einrichtung unterbrechen zu lassen.

(3) Der Arzt, der die Unterbrechung der Schwangerschaft vornimmt, ist verpflichtet, die Frau über die medizinische Bedeutung des Eingriffs aufzuklären und über die künftige Anwendung schwangerschaftsverhütender Methoden und Mittel zu beraten.

(4) Die Unterbrechung einer Schwangerschaft ist auf Ersuchen der Schwangeren und nur nach den Bestimmungen dieses Gesetzes und der zu seiner Durchführung erlassenen Rechtsvorschriften zulässig. Im übrigen gelten die Paragraphen 153 bis 155 des Strafgesetzbuches vom 12. Januar 1968 (GBl I Seite 1).

§ 2

(1) Die Unterbrechung einer länger als 12 Wochen bestehenden Schwangerschaft darf nur vorgenommen werden, wenn zu erwarten ist, daß die Fortdauer der Schwangerschaft das Leben der Frau gefährdet, oder wenn andere schwerwiegende Umstände vorliegen.

(2) Die Entscheidung über die Zulässigkeit einer später als 12 Wochen nach Schwangerschaftsbeginn durchzuführenden Unterbrechung trifft eine Fachärztekommission.

§ 3

(1) Die Unterbrechung der Schwangerschaft ist unzulässig, wenn die Frau an einer Krankheit leidet, die im Zusammenhang mit dieser Unterbrechung zu schweren gesundheitsgefährdenden oder lebensbedrohenden Komplikationen führen kann.

(2) Die Unterbrechung einer Schwangerschaft ist unzulässig, wenn seit der letzten Unterbrechung weniger als 6 Monate vergangen sind. In besonderen Ausnahmefällen kann die Genehmigung von der Fachärztekommission gemäß Paragraph 2 Absatz 2 erteilt werden.

§ 4

(1) Die Vorbereitung, Durchführung und Nachbehandlung einer nach diesem Gesetz zulässigen Unterbrechung der Schwangerschaft sind arbeits- und versicherungsrechtlich dem Erkrankungsfall gleichgestellt.

(2) Die Abgabe ärztlich verordneter schwangerschaftsverhütender Mittel an sozialversicherte Frauen erfolgt unentgeltlich.

§ 5

(1) Dieses Gesetz tritt mit seiner Beschlußfassung in Kraft.

(2) Zugleich tritt Paragraph 11 des Gesetzes vom 27. September 1950 über den Mutter- und Kinderschutz und die Rechte der Frau (GBl. S. 1037) außer Kraft.

(3) Die Einzelheiten der Vorbereitung und Durchführung der Unterbrechung der Schwangerschaft, einschließlich der Nachbehandlung, legt der Minister für Gesundheitswesen in Durchführungsbestimmungen fest.

Das vorstehende, von der Volkskammer der DDR am 9. März 1972 beschlossene Gesetz wird hiermit verkündet.

Berlin, den 9. März 1972

Der Vorsitzende des Staatsrates der DDR
W. Ulbricht

Abgesehen von der Freigabe auf Verlangen ist besonders wichtig, daß, wie in § 4 ausgeführt, die Unterbrechung der Schwangerschaft arbeits- und versicherungsrechtlich dem Erkrankungsfall gleichgestellt ist und daß schwangerschaftsverhütende Mittel Leistungen der gesetzlichen Krankenkassen sind.

Eine Fachärztekommission ist eingesetzt, wenn aus zwingenden Gründen die Unterbrechung nach der 12. Schwangerschaftswoche erfolgen soll. Der Eingriff hat im allgemeinen in einer geburtshilflich-gynäkologischen Einrichtung zu erfolgen.

Um nicht wie in Rumänien in eine bevölkerungspolitisch negative Bilanz mit allen anderen volkswirtschaftlichen Schwierigkeiten hineinzusteuern, hat man frühzeitig flankierende Maßnahmen verfügt. Offensichtlich als erste offizielle Reaktion auf das Anschwellen der Schwangerschaftsabbruchsanträge erließ das ZK der SED gemeinsam mit dem FDGB und dem Ministerrat der Deutschen Demokratischen Republik im Rahmen des neuen Fünfjahresplans am 27. 4. 1972 einen „Gemeinsamen Beschluß“, dem flankierende Abschirmmaßnahmen als sozial-politisches Motiv zugrunde liegen. Der Beschluß, der mit dem 1. 7. 1972 wirksam geworden ist, hat folgenden Wortlaut:

Gemeinsamer Beschluß:

Zur Förderung der berufstätigen Mütter, der jungen Ehen und der Geburtenentwicklung

Ab 1. Juli 1972 werden folgende Maßnahmen durchgeführt:

I. Zur Förderung der berufstätigen Mütter

1. *Für alle vollbeschäftigten berufstätigen Mütter mit drei und mehr zum eigenen Haushalt gehörenden Kindern bis zu 16 Jahren wird die 40-Stunden-Woche ohne Lohnminderung eingeführt. Ihr Mindesturlaub wird auf 21 Werktage erhöht. Arbeiten diese Frauen im Mehrschichtsystem, erhalten sie einen Mindesturlaub von 24 Werktagen.*
   Für alle vollbeschäftigten berufstätigen Mütter mit zwei zum eigenen Haushalt gehörenden Kindern bis zu 16 Jahren wird der Mindesturlaub auf 18 Werktage erhöht.
   Arbeiten diese Frauen im Mehrschichtsystem, wird für sie ebenfalls die 40-Stunden-Woche ohne Lohnminderung eingeführt und ein Mindesturlaub von 21 Werktagen gewährt.
2. *Der Wochenurlaub wird von 8 auf 12 Wochen verlängert. Damit erhöht sich die bezahlte Freistellung von der Arbeit bei Geburt eines Kindes auf insgesamt 18 Wochen.*
3. *Alleinstehende Werktätige erhalten bei Freistellung von der Arbeit zur Pflege erkrankter Kinder ab dem dritten Tag bis längstens 13 Wochen im Kalenderjahr als Unterstützung das gesetzliche Krankengeld, das ihnen nach Wegfall des Lohnausgleichs gewährt wird.*
4. *Alleinstehende vollbeschäftigte Mütter, denen kein Kinderkrippenplatz zur Verfügung gestellt werden kann und die deshalb die Berufstätigkeit vorübergehend unterbrechen müssen, erhalten für die Dauer der Unterbrechung eine monatliche Unterstützung in Höhe des gesetzlichen Krankengeldes (nach Wegfall des Lohnausgleichs), mindestens jedoch*

mit einem Kind	*250 M*
mit zwei Kindern	*300 M*
mit drei und mehr Kindern	*350 M*

Teilbeschäftigte Mütter erhalten diese Mindestbeträge anteilig. Für Studentinnen und Mütter, die sich in einem Lehrverhältnis befinden, sind gesonderte Regelungen zu treffen.

II. Zur Förderung junger Ehen und der Geburtenentwicklung

1. *Die Geburtenbeihilfen werden ab erstem Kind einheitlich in Höhe von 1000 M gewährt.*

2. a) *Junge Eheleute bis zu 26 Jahren, die als Arbeiter, Angestellte*), Genossenschaftsbauern und Studenten zum Zeitpunkt der Eheschließung ein gemeinsames monatliches Bruttoeinkommen bis zu 1400 M haben und eine Erst-Ehe schließen, können für die Wohnraumbeschaffung einen zweckgebundenen Kredit aufnehmen für*
   - *die Entrichtung des Genossenschaftsanteiles nach Eintritt in die AWG,*
   - *den Ankauf eines ständig bewohnbaren Fertighauses oder den Bau eines Eigenheimes als Hauptwohnsitz.*

   Die Höhe dieses Kredits für die Wohnraumbeschaffung wird durch den erforderlichen Kostenaufwand bestimmt. Die Rückzahlung und Verzinsung richtet sich nach den gesetzlichen Bestimmungen.

   Bis zu 5000 M dieses aufgenommenen Kredits werden zinslos gewährt. Dieser Kredit kann innerhalb von $1^1/_2$ Jahren nach der Erst-Eheschließung aufgenommen werden.

   Die Tilgung dieses zinslosen Kredits erfolgt innerhalb von 8 Jahren und beginnt spätestens 3 Jahre nach Kreditaufnahme in angemessenen Ratenzahlungen.

   b) *Junge Eheleute bis zu 26 Jahren, die als Arbeiter, Angestellte, Genossenschaftsbauern und Studenten zum Zeitpunkt der Eheschließung ein gemeinsames monatliches Bruttoeinkommen bis 1400 M haben und eine Erst-Ehe schließen, können auch für die Ausstattung der Wohnung einen zweckgebundenen zinslosen Kredit bis zu 5000 M für die Beschaffung von Möbeln, hauswirtschaftlichen und haushaltstechnischen Gegenständen, Rundfunk- bzw. Fernsehgeräten, von Haushaltswäsche usw. aufnehmen.*

   Dieser Kredit kann innerhalb von 3 Jahren nach der Erst-Eheschließung aufgenommen werden.
   Die Tilgung dieses zinslosen Kredits erfolgt innerhalb von 8 Jahren, beginnend nach Kreditaufnahme in angemessenen Ratenzahlungen.

   c) *Von dem zurückzuzahlenden Kreditbetrag in Höhe von 5000 M bzw. 10 000 M werden erlassen:*

bei der Geburt des 1. Kindes	*1000 M*
bei der Geburt des 2. Kindes weitere	*1500 M*
bei der Geburt des 3. Kindes weitere	*2500 M*

*) *Angestellte = Werktätige, einschließlich der Intelligenz, die in einem Arbeitsrechtsverhältnis stehen und für ihre Tätigkeit Gehalt erhalten.*

> *Sofern die Restsumme des Kredites bei der Geburt eines dritten Kindes niedriger ist als die festgelegte Erlaßsumme, wird die Differenz bis zur Erlaßmöglichkeit zurückerstattet.*

Diese Vergünstigungen bei der Kreditnahme und Rückzahlung gelten auch für junge Ehepaare, wo einer der beiden Partner Arbeiter, Angestellter, Genossenschaftsbauer oder Student ist.

3. *Junge Eheleute bis zu 26 Jahren, die als Arbeiter, Angestellte, Genossenschaftsbauern und Studenten zum Zeitpunkt der Eheschließung ein gemeinsames monatliches Bruttoeinkommen bis zu 1400 M haben und eine Erst-Ehe schließen und bereit sind, in eigener Initiative den Ausbau bzw. die Modernisierung einer*

Graphik XVI
Legale Aborte (auf 1000 der Bevölkerung)
in verschiedenen Ostblockstaaten
1955 – 1968
(H. P. David) [8]

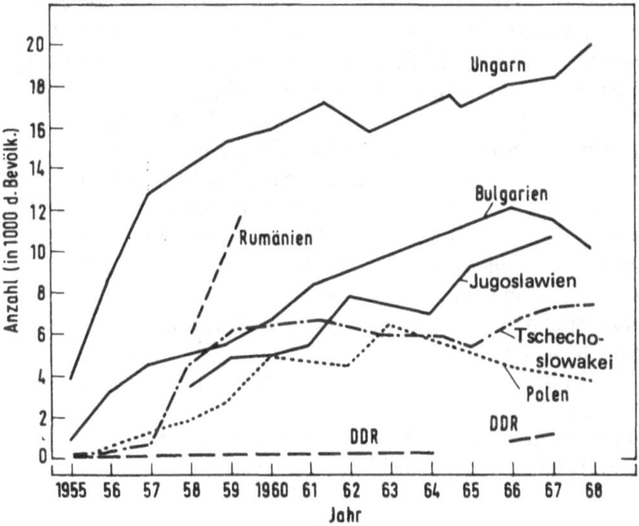

zugewiesenen oder von den Eltern übernommenen Wohnung in kommunalen, betrieblichen oder genossenschaftlichen Wohngebäuden durchzuführen, werden dadurch unterstützt, daß die Rechtsträger solcher Wohnungen dafür einen zweckgebundenen Kredit durch das zuständige Kreditinstitut erhalten.
Die Verzinsung und Tilgung dieses Kredits durch den Rechtsträger richtet sich nach den gesetzlichen Bestimmungen.

4. *Familien mit drei und mehr Kindern bis zu 18 Jahren wird für gemeinsame Fahrten mit der Eisenbahn eine Fahrpreisermäßigung in Höhe von $33^{1}/_{3}$ Prozent für Hin- und Rückfahrten mit dem Reiseziel in der DDR gewährt. Sie erhalten die Vergünstigungen gegen Vorlage des Personalausweises für Bürger der DDR bzw. einer Bestätigung des zuständigen örtlichen Rates. Sie können die Fahrpreisermäßigung in Anspruch nehmen, wenn mindestens 3 Personen der Familie reisen.*

Berlin, den 27. April 1972

Über die ersten Auswirkungen der neuen, sich ergänzenden Gesetze wurde auf einer Gemeinschaftstagung der Sektion Gesundheitsschutz der Frau und der Sektion Ehe und Familie in der Gesellschaft für Sozialhygiene Anfang August 1972 in Leipzig berichtet. Danach ist es in der DDR zu keiner überstürzenden Abortwelle gekommen. Gegenüber dem Vergleichszeitraum des Vorjahres haben die legalen Schwangerschaftsabbrüche um etwa das F ü n ffache zugenommen. Es gelang damit gleichzeitig, die illegalen Aborte weitgehend zurückzudrängen. Komplikationen nach Pfuscherabort werden kaum noch auf die gynäkologischen Stationen eingeliefert[1]).

Mit einem entscheidenden, weiteren Absinken der Geburtenziffer wird nicht gerechnet. Ein Drittel aller Antragstellerinnen ist zwischen 18 und 23 Jahre alt und meist kinderlos.

[1]) In der DDR starben an Komplikationen der Schwangerschaft, der Geburt und des Wochenbettes:

403 Frauen im Jahre 1955
287 Frauen im Jahre 1960
176 Frauen im Jahre 1965
100 Frauen im Jahre 1969

Statistisches Jahrbuch der DDR 1971, Staatsverlag der DDR, Berlin 1971 [9].

36% aller Frauen im gebärfähigen Alter nehmen in der DDR die ‚Pille'. Die Zahlen stimmen also mit den Erfahrungen anderer Länder weitgehend überein.

Das ‚Neue Deutschland'[1]), Presseorgan der Sozialistischen Einheitspartei Deutschlands, berichtete über die Leipziger Tagung u. a.:

> „In der DDR können die Frauen über den Zeitpunkt einer Schwangerschaft selbst entscheiden, ohne zu illegalen Unterbrechungen Zuflucht nehmen zu müssen. Die vergangenen Monate lassen deutlich erkennen, wie das neue Gesetz über die Unterbrechung der Schwangerschaft und die beschlossenen sozialpolitischen Maßnahmen sich gegenseitig ergänzen. Das Gesetz über die Unterbrechung der Schwangerschaft entspricht nicht nur der Gleichberechtigung der Frau, sondern – das wurde auf der Leipziger Tagung wiederholt unterstrichen – schützt sie auch vor Gewissenszwang, seelischen Konflikten und unnötig risikoreichen Eingriffen. Das Gesetz dient der Entfaltung der Persönlichkeit der Frau sowie ihrer beruflichen Entwicklung und befreit sie von komplizierten sozialen Auswirkungen biologischer Zufälle. . . .
> Wie hoch die Dunkelziffer illegaler Aborte früher war, wurde jetzt ebenfalls indirekt deutlich. Sie läßt sich aus der Tatsache ablesen, daß zwar die vorgenommenen legalen Unterbrechungen gegenüber dem Vorjahr etwa um das Fünffache zugenommen haben, die auf Grund der Mütter- und Stillkartei vorauszuberechnenden Geburten aber im Jahre 1972 nicht um denselben Anteil zurückgehen werden. Aus den gegenwärtig zu erkennenden Zahlen läßt sich erahnen, wie viele Leiden, die auf Grund eines Pfuscheraborts heraufbeschworen wurden, einst unter oft hohem Aufwand behandelt werden mußten. Auch in dieser Hinsicht ist das Gesetz zur Unterbrechung der Schwangerschaft höchst prophylaktisch."

[1]) ‚Neues Deutschland', 27. Jg. Nr. 215, v. 5. 8. 72, S. 12.

D. Die Abortsituation in ausgewählten westlichen Ländern

1. Großbritannien

Noch zu Beginn des 19. Jahrhunderts waren die Strafbestimmungen in England besonders hart. Die Lord Ellenborough-Akte aus dem Jahre 1803 und die Lord Landsdowne-Akte von 1824 statuierten ein Verbrechen, wenn eine Leibesfrucht vorzeitig abgetötet wurde. Entsprechend der aristotelischen Auffassung wurde damals in England unterschieden, ob Kindsbewegungen bereits gefühlt wurden oder nicht. Wurden Kindsbewegungen verzeichnet, war das Verbrechen todeswürdig, waren noch keine Kindsbewegungen tastbar, wurde mit Gefängnis, Deportation oder Auspeitschung bestraft.

Auch die ‚Offences against the Person Act' aus dem Jahre 1861 erklärte jede Zwangsunterbrechung als ungesetzlich. Auch jetzt waren die Strafen weiterhin drastisch bis zu lebenslänglichem Zuchthaus. Eine exakte Definition des Begriffs ‚ungesetzlich' fehlte.

„Jede Frau, die ein Kind erwartet und in der Absicht, sich zu einer Fehlgeburt zu verhelfen, widerrechtlich irgendein Gift oder andere schädliche Dinge einnimmt oder widerrechtlich irgendein Instrument oder irgendwelche anderen Mittel in der gleichen Absicht benutzt, ist des schweren Verbrechens schuldig, und wenn sie dessen überführt wird, wird sie lebenslänglich dafür inhaftiert. Desgleichen wird auch derjenige, der in der Absicht, einer Frau zu einer Fehlgeburt zu verhelfen, ganz gleich, ob sie ein Kind erwartet oder nicht, dieser widerrechtlich irgendein Gift oder andere schädliche Mittel eingibt oder sie veranlaßt, sie einzunehmen oder widerrechtlich irgendwelche Instrumente oder andere Mittel benutzt, des schweren Verbrechens schuldig, und wenn er dessen überführt wird, muß er dafür lebenslänglich inhaftiert werden.

Wer auch immer widerrechtlich irgendein Gift oder andere schädliche Dinge oder irgendwelche Instrumente verschafft oder besorgt, obwohl er weiß, daß eben diese Dinge widerrechtlich benutzt oder angewandt werden sollen, um einer Frau zu einer Fehlgeburt zu verhelfen, gleich, ob sie ein Kind erwartet oder nicht, der soll des Vergehens schuldig sein, und wenn er dessen überführt wird, muß er dafür inhaftiert werden."

Nach dem 1. Weltkrieg wurde eine Reformkommission eingesetzt, um einen Antrag für moderne Abortgesetze vorzubereiten. Ein entsprechender Entwurf wurde jedoch nach Genehmigung vom Unterhaus durch das House of Lords abgelehnt. Erst 1938 wurde die medizinische Indikation juristisch in dem Lex Bourne Case definiert. MacBourne, ein bekannter britischer Gynäkologe, hatte bei einem vierzehnjährigen Mädchen, das Opfer mehrfacher Vergewaltigungen war, eine Interruptio wider das geltende Recht vorgenommen[1]). Dieses Ereignis brachte in Großbritannien eine leidenschaftlich geführte Kampagne in der Öffentlichkeit gegen die mittelalterlichen Gepflogenheiten in Gang, deren Endpunkt die großzügige Handhabung des Gesetzes vom Jahre 1967 schließlich wurde.

Die Abortion Act von 1967, in Kraft getreten am 27. 4. 1968, erweitert bzw. ergänzt durch Ausführungsregularien aus dem Jahre 1969, gibt die Schwangerschaftsunterbrechung in England, Wales und Schottland, nicht in Nordirland, weitgehend frei. Voraussetzung ist, daß 2 Ärzte (two registered medical practitioners) in gutem Glauben (formed in good faith), die Unterbrechung befürworten und dabei folgende Grundsätze für die Genehmigung zur Richtschnur nehmen:

a) daß der Fortbestand der Gravidität das Leben, die körperliche und seelische Gesundheit der schwangeren Frau und bereits vorhandene Kinder mehr belastet als der Abbruch der Schwangerschaft schädlich ist (Güterabwägungsmotiv),
b) daß substantiell anzunehmen ist, daß das Kind durch seelische oder körperliche Abnormitäten ernsthaft gefährdet sein dürfte,
c) daß die gegenwärtigen und voraussichtlichen Gesamtumstände gebührend berücksichtigt werden (account may be taken of the pregnant woman's actual or reasonably foreseeable environment) [10].

[1]) Anm. 6

Vor der Neuordnung der englischen Abortgesetze sind folgende Zahlen bekanntgeworden:

Tabelle 20: Aborte in England und Wales – Zeitraum 1961–1966 [11]

Jahr	Anzahl der Aborte lt. Krankenhausentlassung	Gesamtzahl d. regulären therapeutischen Aborte i. NHS-Krankenhäusern	Anzahl d. Entlassung nach Spontan- u. Kriminal-Abort	geschätzte private therapeut. Aborte	geschätzte Gesamtzahl d. therapeut. Aborte in NHS- und privaten Krankenhäusern
	(a)	(b)	(c) (a) – (b)	(d)	(e) (b) + (d)
1961	69 410	2280	67 130	12 000	14 280
1962	72 220	2830	69 390	14 000	16 830
1963	71 990	2580	69 410	14 000	16 580
1964	75 200	3300	71 900	15 000	18 300
1965	76 300	4530	71 770	15 000	19 530
1966	78 500	6380	72 120	15 000	21 380

Die Durchführung ist an eine staatliche Konzession gebunden. Die finanziellen Lasten, übrigens auch die der Familienplanung, gehen in Großbritannien auf das Konto des National Health Service (NHS).

Bei dringender Lebensgefahr kann eine Sofortunterbrechung auch ohne Einverständnis eines zweiten Arztes erfolgen. Kein Arzt kann gezwungen werden, den Eingriff durchzuführen, es sei denn, es besteht absolute Lebensgefahr, die eine Notoperation zwingend macht.

Es besteht im Vereinigten Königreich eine Kommission, die die absoluten und relativen Indikationen fortlaufend durch separate Regulationen mit den notwendigen Gegebenheiten in Einklang zu bringen versucht, zumal prinzipiell eine rein soziale Indikation nicht im Gesetz verankert ist. Es werden deshalb breite Indikationsspektren für die therapeutische Schwangerschaftsunterbrechung von dem British Medical Association Committee on Therapeutic Abortion immer wieder vervollständigt bzw. überarbeitet. In einem Kommentar sind Einzelheiten niedergelegt[1]).

Das Gesetz besagt, daß 2 approbierte Ärzte lediglich der Ansicht zu sein haben (are of the opinion) und dies in gutem Glauben durchdacht haben (formed in good faith), daß dem Antrag auf Schwangerschaftsabbruch stattgegeben werden soll. Ausdrücklich werden beweisbare Tatbestände nicht gefordert. Wie auch in anderen englischen Verhaltensweisen kommt es vornehmlich darauf an, daß der Arzt seine Meinung ehrlich sich bildete (honestly held). Das englische Gesetz unterläßt es, Begriffe wie spezielles Risiko und ernsthafte Einschränkung (substantial risk and seriously handicapped) näher zu definieren[2]).

Der Katalog für die absolute medizinische Indikation ist relativ klein, er umschließt auf Grund eines Berichtes im British Medical Journal folgende Indikationen:

Herzklappenfehler,
rheumatische Herzerkrankungen,
nephrotisches Syndrom,
angeborene Herzfehler,
pulmonale Endokarditis,
thyreotoxisches Herzleiden,
Hochdruck, wenn durch Herz- oder Nierenbeteiligung kompliziert,
akute Hepatitis,
akute Leberparemchymschäden,
portale Hypertension.

Die Annahme, daß das englische Gesetz den Begriff der Schwäche (becoming a wrack) schon als ausreichenden Grund ansieht, ist falsch. Insofern ist das englische Gesetz strenger

[1]) A Guide to the Abortion Act 1967 [10], herausgegeben August 1968.

[2]) Gesetzestext (in englischer Sprache, s. Anh.).

als z. B. das schwedische. In dem britischen Gesetzestext heißt es, daß das Risiko hinsichtlich des Fortbestehens der Schwangerschaft größer sein muß, als wenn die Schwangerschaft fortbestünde. Der Kommentar widerspricht aus dem gleichen Grunde der Ausdeutung, daß die Abortion Act den Begriff „sozial" als Abbruchsbegründung beinhaltet. Dem sei klar zu widersprechen. Das schließt nicht aus, daß sozial-medizinische Indikationen zur Begründung ausreichen[1]).
Eine Analyse der primär-medizinischen Indikation ergab für das Jahr 1970 nach einer Statistik aus England und Wales folgende Aufgliederung:

Tabelle 21a: Medizinische Indikation zum Schwangerschaftsabbruch in England und Wales – 1970 –

Medizinische Indikation (%)	Gesamt	NHS-Krankenhäuser	nicht NHS-Krankenhäuser
Gesamt	84	77	93
Seelische und psychiatrische Erkrankungen (Mental Disorders)	78	67	92
Neurosen	53	31	81
Existenzkrisen (Transient situational disturbances)	23	34	10
Andere (Other)	2	2	1
Herz- u. Kreislauferkrankungen (Circulatory)	1	2	0
Schwangerschaftskomplikationen (Maternity)	1	2	0
Röteln (Rubella)	1	2	0
Nervenerkrankungen (Nervous/sensory)	0	1	0
Erkrankungen des Uro-Genitalsystems (Genito-urinary)	0	1	0
Erkrankungen des Respirationstraktes (Respiratory)	0	1	0
Neoplasmen (Neoplasms)	0	1	0
Andere (Other)	2	2	1

[1]) Anm. 7

In einer 2. Zusammenstellung des Komitees für therapeutische Aborte sind jene Erkrankungen aufgeführt, die aufgrund ihrer Chronizität einen ungünstigen Einfluß in der Schwangerschaft nehmen können. Hierzu gehören die aktive Tbc, multiple Sklerose, Ulcus pepticum, progressive Hepatitis u. a. mehr.

Sechs Hauptindikationen sind für den Schwangerschaftsabbruch festgelegt:

1. Die Austragung der Schwangerschaft würde ein größeres Risiko als die Unterbrechung für das Leben der Frau bedeuten (Vitalindikation);
2. die Austragung der Schwangerschaft würde ein größeres Risiko als die Unterbrechung für die körperliche oder seelische Gesundheit der Frau bedeuten (medizinische Indikation);
3. die Austragung der Schwangerschaft würde ein größeres Risiko für die körperliche und seelische Gesundheit der bereits vorhandenen Kinder bedeuten (vorhandene Kinder = eheliche oder adoptierte Kinder, Pflege- oder Stiefkinder, in einem Alter unter 16 Jahren, die in der gleichen Hausgemeinschaft leben);
4. ein ernsthaftes Risiko für das Kind, falls es geboren würde, worunter körperliche oder seelische Abnormitäten zu verstehen sind;
5. bei Notfällen, um das Leben der Frau zu retten;
6. in Notfällen, um schwere bleibende Schädigungen bezüglich der körperlichen oder seelischen Gesundheit der Frau zu verhüten.

Es ist natürlich zu früh, eine abschließende Beurteilung des englischen Abortgesetzes vorzunehmen, das wäre voreilig und spekulativ. Doch lassen einige Tatsachen einen ersten Einblick zu. Selbstverständlich ist es zu einer Zunahme der Aborte in Großbritannien gekommen, wie Tabelle 21 c und Graphik XVII zeigen. Das ist ja primär Sinn jeder modernen Abortgesetzgebung, die bisher weitgehend unkontrollierbare, verdeckte kriminelle Abtreibung umzuwandeln in offenen, kontrollierbaren und medizinisch weitgehend gefahrloseren legalen Schwangerschaftsabbruch (Graphik XVII).

Tabelle 21 b: Indikationen zum Schwangerschaftsabbruch in Großbritannien

Indikation	Gesamt	Gesamt % unverh.	Gesamt % verh.	Gesamt	Briten % unverh.	Briten % verh.	Gesamt	Ausländer % unverh.	Ausländer % verh.
	100	100	100	100	100	100	100	100	100
1. Vitalindikation der Frau (Woman's life)	3	2	4	3	2	4	2	1	3
2. Gesundheit der Frau (Woman's health)	76	94	61	75	94	59	86	97	69
3. Gesundheit der Kinder (Children's health)	18	3	31	19	4	32	11	1	26
4. eugenische Indikation (Fetal health)	3	1	4	3	1	5	1	1	2

Quelle: IPPF, Europe Region, Legal Abortion in Britain, Nov. 1972

Tabelle 21 c: Legalaborte in Großbritannien (England, Wales und Schottland) April 1968–1971

	Legalaborte (i. 1000)							Abortrate (nur Briten)					
	Gesamt	Briten			Ausländer			Abortrate $^0/_{00}$ ('Rate') Frauen vom 15. – 44. Jahr			Abortrate % ('Ratio') Lebendgeburten		
Zeitraum		Gesamt	NHS	nicht NHS	Gesamt	NHS	nicht NHS	Gesamt	NHS	nicht NHS	Gesamt	NHS	nicht NHS
1968 (Apr. – Dez.)	25	24	16	8	1	0	1	3.4	2.3	1.1	3.8	2.5	1.3
1969	58	54	37	17	5	0	5	5.1	3.5	1.6	6.0	4.2	1.8
1970	92	82	53	29	10	0	10	7.8	5.0	2.8	9.4	6.0	3.4
1971	133	101	60	41	32		32	9.8	5.8	4.0	11.7	6.9	4.8

Quelle: IPPF, Europe Region, Legal Abortion in Britain, Nov. 1972

Graphik XVII
Geburtenziffern,
Legale Schwangerschaftsunterbrechungen in Großbritannien
1958 – 1970

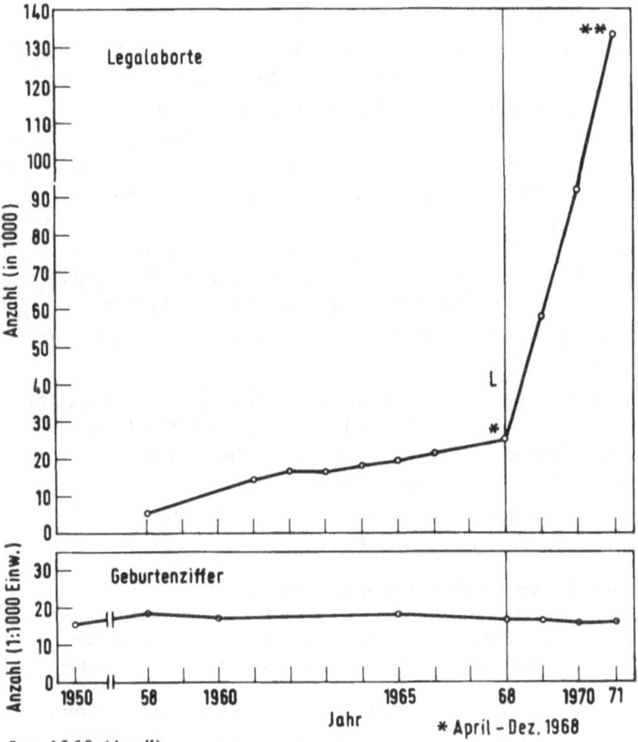

L = 1968 (April)
* (April – Dezember)
** Für 1971 = 101 000 (ohne Ausländer)

So ist es nicht erstaunlich, wenn im 1. Jahr, nachdem das englische Gesetz in Kraft war, 24 000 Unterbrechungen in staatlichen Krankenhäusern (NHS-Hospitals) erfolgten gegenüber 7 610 im Jahre 1967, in welchem die Bestimmungen noch nicht liberalisiert waren. 1970 liegen die Zahlen bei insgesamt 82 000

Unterbrechungen. Der englische Staatssekretär, der für diese Frage zuständig ist, *Richard Crossman*, bemerkte hierzu, daß England dadurch im Jahre 1970 20 000 weniger unehelich geborene Kinder zu versorgen habe. 1971 ist mit 101 000 ein weiterer Anstieg erreicht (Tabelle 21c).

Auch über den Anteil der Ausländerinnen, die einen Schwangerschaftsabbruch in Großbritannien durchführen ließen, liegen jetzt exakte Zahlen vor. Dabei zeigt sich, daß der prozentuale Anteil von Jahr zu Jahr erheblich zunimmt: Waren es im Jahre 1969 nur 2 700 Frauen, stieg die Zahl im Jahre 1970 auf 8 100 und 1971 weiter auf 30 500. Das bedeutet im Verlaufe von 3 Jahren einen Anstieg um das Zehnfache.

An der Spitze der Ausländerinnen, die in England eine Abrasio durchmachen, steht die Bundesrepublik Deutschland mit 13 315 (1971), gefolgt von Frankreich mit 11 529 (1971), und an 3. Stelle ist Belgien aufgeführt mit 2 073 Abortsuchenden (Tabelle 21d).

In welcher Weise Frauenarzt *Schaetzing* [13] die „Englische Krankheit neuer Art“ verteufelt und dabei das Kind mit dem Bade ausschüttet, besonders hinsichtlich der ominösen Abortmühlen und ihrer angeblich „überwiegend“ ausländischen Klientel – von *Schaetzing* offenbar als Abschreckungseffekt bezweckt –, liest sich u. a. wie folgt:

> „Deutsche Ärzte sollten wissen, zu welchen Usancen die Abtreibungsluftbrücke geführt hat, über die nun schon seit mehr als einem Jahr Rat- und Tatsuchende werdende junge Mütter immer zahlreicher die sonst doch so konservative Stadt an der Themse aufsuchen. . . .
> In den Londoner Abtreibungszentralen werden seit der Einführung des mehr als liberalen Gesetzes zugunsten der Schwangerschaftsunterbrechung (27. 6. 1968) überwiegend ausländische Frauen ‚behandelt‘.
> Waren unter den entledigten ersten 10 Damen des Vormittags schon 8 verschiedene Nationen vertreten, so konnten am Nachmittag nur 6 gezählt werden. Unter ihnen befand sich aber weder eine gelbe, noch eine braune, noch eine schwarze Frau! – Sicher wird die sogenannte Bevölkerungsexplosion recht „farbig“ vor sich gehen; hier aber, wo es gar keine ‚Explosion‘ gibt, dezimiert sich nur die weiße Rasse! . . .

Tabelle 21d: Schwangerschaftsabbruch bei Ausländerinnen in Großbritannien 1969–1971

Staat	Legalaborte			Abortrate ('Ratio') % Lebendgeburten		
	1969	1970	1971	1969	1970	1971
Großbritannien	53 600	81 500	94 600	6.0	9.4	11.7
Übriges Europa	2 700	8 100	30 500	–	–	–
Bundesrepublik Deutschland	1 559	3 621	13 315	0.2	0.4	1.7
Belgien	150	562	2 073	0.1	0.4	1.5
Frankreich	471	2 267	11 529	0.1	0.3	1.3
Irland	218	460	1 225	0.2	0.5	1.2
Niederlande	137	816	843	0.1	0.3	0.4
Schweiz	45	115	381	0.0	0.1	0.4
Dänemark	38	76	228	0.1	0.1	0.3
Österreich	7	31	158	0.0	0.0	0.1
Spanien	21	56	191	0.0	0.0	0.0
Italien	19	54	184	0.0	0.0	0.0

Quelle: IPPF, Europe Region, Legal Abortion in Britain, Nov. 1972

Schließlich handelt es sich unter dem vokalen Alibi der englischen Legalisierung nicht nur um eine etwas makabre Art von Devisenbeschaffung, sondern auch um eine Massenvertilgung ausländischen Lebens per Abtreibung. Diesem Gesichtspunkt des Abtreibungsproblems sollte außer unserer Standespolitik auch die gehobenere Politik hierzulande ein Auge der Aufmerksamkeit schenken."

Trotz der scheinbar hohen Zahl von 101 000[1]) artefiziellen Schwangerschaftsunterbrechungen ist nicht zu übersehen, daß England trotz der freien Gesetzgebung immer noch an letzter Stelle hinsichtlich der legalen Abbruchrate im Vergleich zu vielen europäischen Staaten steht (s. Tabelle 22). Ungarn, wo im Jahre 1967 auf 100 Lebendgeburten 126 Unterbrechungen fielen, steht gegenüber das englische Verhältnis von 100 : 4,6 vom April 1969. Allen düsteren Prognosen zum Trotz kann also von einem bedrohlichen Geburtenabsinken in England keineswegs die Rede sein.

Eine Übersicht über Curettagen mit tödlichem Ausgang zeigt Tabelle 23. Wegen der höchst differenten Beurteilung hinsichtlich des direkten Zusammenhangs zwischen Curettage und Todeseintritt sind diese Zahlen aus verschiedenen Ländern nur mit Zurückhaltung in Vergleich zu setzen.

Daß die Sterilisation als ein sehr wesentliches Mittel zur Geburtenregelung in Großbritannien nach dem amerikanischen Vorbild sich zügig durchzusetzen scheint, ergibt Tabelle 24. Die Zahlen stammen aus einer schriftlichen Antwort, die der

Tabelle 22: Legale Abortrate auf 100 Lebendgeburten

Staat	Jahr	Abortrate
Ungarn	1967	126,0
Tschechoslowakei	1967	44,0
Japan	1967	38,5
Polen	1964	32,0
Schweden	1967	7,9
Dänemark	1966	6,7
England und Wales (April 1968–April 1969)	1968/69	4,6

[1]) ohne Ausländer

Tabelle 23: Mortalität bei legalem Abort

Land	Zeitraum	Zahl der legalen Aborte	Todesfälle	Mortalität 100 000
Dänemark	1961–65	21 700	9	41,0
Schweden	1960–66	30 600	12	39,0
England und Wales	1968–69	54 000	15	28,0
USA	1970–71	42 600	4	9,0
Jugoslawien	1960–61	177 000	8	4,5
Japan	1959–65	6 860 000	278	4,1
Tschechoslowakei	1963–67	406 000	10	2,5
Ungarn	1964–67	739 000	9	1,2

Quellen: Nach Potts, USA nach Tietze.

Tabelle 24: Sterilisation in Großbritannien seit Erlaß der Abortion Act

	Insgesamt	Verheiratet	Ledig	Verwitwet, geschieden, getrenntlebend	Nicht bekannt
1968 (27. 4. bis 31. 12.)	4991	4488	138	347	18
1969 (1. 1. bis 30. 9.)	7311	6632	178	465	36

Unterstaatssekretär für Gesundheit und soziale Sicherheit der englischen Regierung, Dr. *J. Dunwoody,* im Februar 1970 vor dem englischen Unterhaus gegeben hat. Hierzu machte auf dem „Deutschen Kongreß für ärztliche Fortbildung 1971 in Berlin“ Prof. Dr. *P. J. Huntingford,* London, folgende Ausführungen[1]):

> „Im Jahre 1969 wurden in Großbritannien 1400 Gynäkologen über ihre Meinung zur Sterilisation befragt. Von den 63%, die geantwortet haben, hatten 96% keine Einwände, 83% würden sie ohne Befragen irgendwelcher ärztlicher oder nichtärztlicher Stellen selbst

[1]) Kongreß-Sonderdienst, ‚Berliner Ärzteblatt‘ v. 7.6.1971.

durchführen. 99% waren für die Befragung beider Partner. Im Jahre 1966 wurden 190 000 Frauen auf gynäkologischen Stationen in England behandelt, davon wurden 2% sterilisiert. Die Sterilisation ist zur Zeit in England als wesentliches Mittel zur Familienplanung anzusehen. Daneben wächst von Jahr zu Jahr die Rate der legalen Aborte. Waren es 1968 noch 23 000, so wuchs die Zahl im Jahre 1970 bereits auf 89 000. 1969 wurden 31% der Frauen, die einen legalen Abort hinter sich gebracht hatten, nachträglich sterilisiert" (Tabelle 24).

Ähnlich dem deutschen Fragebogen, der an Gynäkologen und Geburtshelfer versandt wurde[1]), hat 1970 in Großbritannien eine Umfrage bei 570 englischen Frauenärzten stattgefunden[2]). In ihr spiegeln sich die Erfahrungen und Abänderungswünsche wider, die durch das Royal College of Obstetricions and Gynaecologists in einer Veröffentlichung im „British Medical Journal" nachzulesen ist [18].

Wie man aus den höchst lehrreichen Antworten ersieht, ergibt sich folgendes Resümee:

1. *Grundsätzlich wird die neue englische Abortgesetzgebung weitgehend bejaht.*
2. *Das schwierigste, widerspruchsvollste, am meisten diskutierte Problem ist das der sozialen Indikation.*
3. *Die soziale Indikation macht besonders deutlich, daß Schwangerschaftsabbruch heute kein isoliertes medizinisches Problem mehr ist.*
4. *Eine wichtige Forderung ist die Einrichtung von speziellen Abteilungen mit Erhöhung der gynäkologischen Bettenzahl, die nur für Curettagen bereitgestellt werden sollen. Geschieht das nicht, kommt unweigerlich das bisherige Organisationsgefüge der gynäkologisch-geburtshilflichen Abteilungen ins Wanken. Eine Überlastung in personeller und materieller Hinsicht ist die Folge.*
5. *Konservative und progressive Meinungen in der englischen Ärzte-*

[1]) Einzelheiten s. S. 130 ff.

[2]) „Findings of an Inquiry into the First Year's Working of the Act, conducted by the Royal College of Obstetricians and Gynaecologists."
(British Medical Journal, 1970, 2. 529–535 – Fragen 1–12)

schaft sind in der Minderheit und halten sich etwa die Waage. Die klare Mehrheit (= 66%) vertritt Ansichten, die offensichtlich positiv bzw. neutral zur Abortion Act stehen.

Die einzelnen **Fragen des Questionnaire** lauten in einer deutschen Übersetzung [17]:

„1. *Haben Sie grundsätzliche Einwände gegen die Unterbrechung einer Schwangerschaft? (Do you have a consciencious objection to the termination of pregnancy in all circumstances?)*
Antwort: 6% Ja, 94% Nein.

2. *Denken Sie, daß das gegenwärtige Gesetz unverändert beibehalten . . . , restriktiver oder noch liberaler gefaßt werden sollte (left unchanged, amended to restrict certain categories, amended to restrict some and extend other categories)?*
47% sind für Restriktion der sozioökonomischen Indikation.
Auf eine Unterfrage: Befürworten Sie Abtreibung auf Verlangen? antworteten 92% mit Nein.

3. *Sind Sie der Meinung, daß Schwangerschaftsunterbrechungen nur in NHS-Spitälern ausgeführt werden sollten?*
Antwort: 50% Ja.

4. *Denken Sie, daß Unterbrechungen nur von oder unter der Leitung von Consultants in NHS-Spitälern ausgeführt werden sollten?*
80% Ja.

5. *Denken Sie, daß spezielle NHS-Abteilungen für therapeutische Unterbrechungen eingerichtet werden sollten?*
48% Ja.
Auf die Unterfrage: Würden Sie selbst in einer solchen Abteilung arbeiten? antworteten 21% Ja, 39% Nein, 40% keine Antwort.

6. *Wie viele der Frauen, die Ihnen zur Begutachtung überwiesen wurden, wurden von Ärzten unter dem Range eines Consultant beraten? (What proportion of women, of any, referred to you for an opinion on therapeutic abortion are seen instead by staff below consultant rank?)*
Aus den Antworten geht hervor, daß die überwiegende Zahl der Frauen von den Consultants selbst begutachtet wurde.

7. *Wie viele Unterbrechungen wurden von Ärzten unter dem Range eines Consultant ausgeführt?*
Nach den Antworten wurde nur ein relativ geringer Teil der Eingriffe von den Consultants selbst ausgeführt.

8. *Finden Sie Ihre jüngeren Mitarbeiter in der Begutachtung entgegenkommender als Sie, weniger entgegenkommend oder in Übereinstimmung mit Ihrer Auffassung?*
13% der Jüngeren zeigen sich zurückhaltender, nur 17% sind libe-

raler, und die Auffassung von 66% deckt sich mit jener ihrer Vorgesetzten.

9. *Wie beurteilen Sie Ihre eigene Haltung im Vergleich zu jener anderer Consultant Gynaecologists?*
 14% halten sich für liberaler, 29% für weniger entgegenkommend, 54% für dem Durchschnitt entsprechend.
10. *Denken Sie, daß eine beträchtliche Zunahme der Unterbrechungen Rückwirkungen auf unser Spezialfach hat?*
 (If the number of abortions increases considerably, do you think this will affect recruitment into our speciality?)
 Diese Frage wird von 58% der Spezialisten mit Ja beantwortet. Der größte Teil von ihnen befürchtet, daß eine geringere Zahl und weniger qualifizierte Kandidaten das Spezialfach der Gynäkologie und Geburtshilfe wählen werden.
11. *Begegnen Sie bei Schwangerschaftsunterbrechungen dem Widerstand von Schwestern oder Mitarbeitern?*
 Nur 19% der antwortenden Spezialisten konnten mit Nein antworten. 44% fanden gelegentliche, 12% häufige Auflehnung seitens ihrer Schwestern oder Mitarbeiter.
12. *Wenn die Zahl Ihrer Schwangerschaftsunterbrechungen zugenommen hat, beruht dies auf dem Inkrafttreten der Abortion Act oder auf einer Änderung Ihrer persönlichen Einstellung zu sozialen und ökonomischen Problemen respektive zur psychiatrischen Indikation?*
 79% der Antworten führen die starke Zunahme der Schwangerschaftsunterbrechungen auf das neue Gesetz zurück."

Ein Vergleich zwischen den Tabellen 20 und 21 a–d in Zusammenhang mit Graphik XVII veranschaulicht besser als viele Worte den unverkennbaren Unterschied vor und nach der Liberalisierung von Abortgesetzen.

2. USA

In einigen Staaten von Nordamerika, voran in den 5 Staaten Colorado, Hawaii, Alaska, Washington und im Staat- und Stadtgebiet von New York haben sich in den letzten 2 Jahren sehr erhebliche Wandlungen vollzogen. In den 50 amerikanischen Staaten war bislang Schwangerschaftsunterbrechung prinzipiell verboten, ohne daß für eindeutige Ausnahmefälle

(. . . um das Leben der Mutter zu retten) hierzu bestimmte juristische, verbindliche Definitionen vorlagen.

Erst 1962 wurde in den USA durch die American Medical Association (AMA) in bezug auf den Model Penal Code die therapeutische Abrasio umrissen und in den einzelnen Staaten praktiziert. Bei einer Gesamtbevölkerung von 205,6 Millionen wurden offiziell pro Jahr in den 50 Staaten vor 1967 nur 8000 legale Schwangerschaftsabbrüche bei 3,5 Millionen Geburten und 1 Million geschätzten illegalen Abtreibungen gezählt.

Die Schwangerschaftsunterbrechungen unterliegen der föderalistischen Legislatur der einzelnen amerikanischen Staaten, sind also nicht Bundesrecht. Modifizierung ergab sich hinsichtlich der Zeitgrenze: So in Kalifornien bis zur 20., in Colorado bis zur 16. Schwangerschaftswoche, in New York sogar bis zur 24. Schwangerschaftswoche; hinsichtlich des Begriffs Mindestresidenzpflicht: in Arkansas und in Nord-Karolina für 4 Monate, in Georgien als ‚bona fide legal resident'; in Hawaii 3 Monate, in Alaska neuerdings nur 30 Tage. Die Mindestresidenzpflicht wurde im übrigen schon vor den englischen Erfahrungen als Schutzmaßnahme eingeführt, um die drohende Gefahr der ‚Abortmühlen' (Abortes Mills) oder Abort-Mekkas (Abortes Meccas) abzuwenden. Der Erfolg ist allerdings weniger zufriedenstellend, wie die Analysen von *Tietze* und *Lewit* erweisen.

Schließlich bestehen Unterschiede in bezug auf die Gutachterbesetzung: In Kansas und Nordkarolina mit 3, in Kalifornien mit 2 approbierten Ärzten.

Seit 1969/70 sind in weiteren 12 Staaten Liberalisierungsmaßnahmen zu konstatieren. Im Staat Oregon ist jetzt neben der medizinischen, eugenischen und ethischen Indikation auch die medizinisch-soziale Indikation einbezogen worden. Übrigens ist es nicht nebensächlich, daß im anglo-amerikanischen Sprachgebiet die Indikation präziser als im deutschen heißt: Medico-social indication, das medizinische Moment also an erster, das soziale an zweiter Stelle steht. Es hat gewiß nicht nur linguistische Bedeutung.

Seit dem 1. 7. 1970 ist in New York und in den anderen eingangs erwähnten 4 Staaten Schwangerschaftsunterbrechung im wesentlichen freigegeben, erstaunlicherweise entgegen allen übrigen Ländern in New York bis zur 24. Woche nach Konzeption. Die AMA hat auf ihrer Jahreshauptversammlung in Chicago im Juni 1970 vier Grundforderungen verabschiedet:

1. *Schwangerschaftsabbruch ist nur durch einen approbierten Arzt durchzuführen,*
2. *der Eingriff darf nur in gut ausgerüsteten, hierzu konzessionierten Kliniken durchgeführt werden,*
3. *als einzige Voraussetzung ist schriftliche Erklärung von 2 approbierten Ärzten zu fordern,*
4. *kein Arzt oder Klinikpersonal darf entgegen seiner medizinischen oder ethischen Überzeugung zur Beteiligung an dem operativen Eingriff gezwungen werden.*

Das Gesetz in New York, die bisher gültigen Abortstrafbestimmungen zu streichen, wurde übrigens mit nur einer Stimme Mehrheit beschlossen.

Die Auswirkungen dieser weitgehenden Liberalisierung spiegeln sich für das Jahr 1970 in folgenden Zahlen wider:

Abortstatistik 1970 (bezogen auf 17 US-Staaten)

Lebendgeburten	*Legale Aborte*	*Abortrate*
1 213 919	117 113	14,6/100 25,0/100[1])

Ein erster Zwischenbericht ist von *Tietze* und *Lewit* [17] erstellt worden, dem exakte Daten aus einem Studienprogramm (Joint Program for the Study of Abortion [JPSA]) über 42 598 Fälle zugrunde liegen. Die Analyse stammt aus 64 Institutionen (60 Krankenhäusern und 4 Privatkliniken) in 12 Bun-

[1]) Geschätzte echte Aborte, da in der Zahl 14,6 die nicht gemeldeten Aborte fehlen.
Zahlenangaben: US-Department für Gesundheit, Erziehung und Sozialwesen aus: The Lancet vom 18. 9. 1971, S. 651ff.

Tabelle 25: Herkunft des Hauptkontingents in den USA

Aus der weißen Bevölkerungsgruppe	mit 71,1%
von Ortsansässigen	mit 60,2%
als Privatpatienten auftretende Gravida	mit 59,7%
von unverheirateten Mädchen	mit 56,3%
in der 9.–12. Schwangerschaftswoche	mit 49 %
von bisher Nichtschwangeren	mit 47,9%
Aus jüngeren Mädchen und Frauen der Altersgruppe zwischen 20 und 24 Jahren	mit 36,6%

desländern[1]) und bezieht sich auf einen Zeitraum von Juli 1970 bis Juni 1971. 83% Curettagen wurden in Krankenhäusern, 17% in Kliniken durchgeführt.

Die Verteilung hinsichtlich der Durchführung der Abrasio ergibt, daß bei 49% in der 9.–12. Schwangerschaftswoche der Abbruch durchgeführt wird und nicht wenige, nämlich 17,3%, erst nach der 17. Schwangerschaftswoche die Curettage vornehmen lassen.

Tabelle 26: Zeitpunkt der Abrasio

Woche	Anzahl	%
⩽8	9 440	22,2
9–12	20 846	49,0
13–16	4 896	11,5
17–20	6 203	14,5
21–24	1 152	2,7
⩾25	61	0,1

Während in den Ostblockstaaten sehr viel früher – nach *Tietze* zu 99% in der CSSR innerhalb der ersten 12 Wochen – unterbrochen wird, ist auch ein Unterschied bezüglich Familienstand, Alter und Kinderlosigkeit in West und Ost zu konstatieren.

[1]) Arizona, Kalifornien, Connecticut, Hawaii, Kansas, Maryland, Massachusetts, New York, Nord-Karolina, Oregon, Pennsylvanien, Washington.

Tabelle 27: Abrasio bei jugendlichen, kinderlosen und ledigen Frauen in verschiedenen Ländern (Schwangerschaftsabbruch)

Staat und Jahr	Prozent der Frauen < 20 J.	Kinderlos	Unverheiratet
JPSA, 1970–1971	24,0	51,5	56,3
England und Wales, 1969	19,0	45,2	46,6
Schweden, 1968	23,1	35,7	44,9
Ungarn, 1969	8,3	16,7	13,2
Tschechoslowakei, 1968	7,3	14,4	14,7

Aus weiteren, hier nicht im einzelnen wiederzugebenden Erfahrungen wird deutlich, daß Spätunterbrechungen drei- bis viermal komplizierter verlaufen, die Absaugmethode an erster Stelle steht, die wesentlich komplikationsloser (5,1%) als die Hysterotomie (54,0%) verläuft. Auch gegenüber der klassischen Methode: Dilatation und Curettage mit 7% Komplikationen hat die Absaugmethode den Vorrang. Vier Fälle in dieser Studie endeten tödlich.

Über die außerordentliche Bedeutung der Aspirationsmethode berichtete kürzlich Dr. *B. Branch*, Medizinischer Direktor von PRETERM in Washington D.C., USA. PRETERM verfügt über ein Beobachtungsgut von 15 000 legalen Aborten, die mittels der Aspirationsmethode durchgeführt wurden. *Branch* berichtet u. a.: Am wichtigsten sind eine Einrichtung zur Erzeugung eines ausreichenden und kontinuierlichen Unterdrucks von mindestens 600 mm Hg (Pumpen mit Hand-, Fuß- oder Elektroantrieb) und schonende Zervixdilatoren. Hier wurden Pratt- oder Hawkin-Ambler-Dilatoren empfohlen, da sie sich schonender anwenden lassen, als die Modelle nach Hanks oder Hegar.

Einer berührungsfreien, aseptischen Technik wurde gegenüber der vaginalen Antispsis der Vorzug gegeben und eine parazervikale Blockade von 10 ml 1%igen Lignocains angelegt, das zu gleichen Teilen um je 120° verschoben rings um die Zervix eingespritzt wurde. Während der drei Minuten Wartezeit, die bis zur Wirksamkeit der Betäubung verstreichen, erwies es sich für den Operierenden oft als günstig, mit der Patientin die Frage der Kontrazeption zu besprechen. Nach der Dilatation wurde eine geeignete Kanüle (Außendurchmesser entspricht oft der Zahl der Schwangerschaftswochen) eingelegt, an den Saugapparat angeschlossen und gewöhnlich konnte der Uterus in etwa einer Minute entleert werden. Dann wurde mit einer kleinen, scharfen Cürette die Uteruswand vorsichtig auf Gewebereste abgetastet. Das abgesaugte Gewebe wurde dann zur Bestätigung einer Intrauteringravidität und der Schwangerschaftsdauer sowie zum Ausschluß einer Blasenmole besichtigt.

Vor der achten Schwangerschaftswoche konnte oft ohne Zervixdilatation eine weiche Karman-Kanüle (4–6 mm) verwendet werden.

Die Beratung vor, während und nach dem Eingriff bildete einen wichtigen Teil des Verfahrens, und falls nicht sofort Komplikationen auftraten, konnte die Patientin nach einigen Stunden nach Hause gehen[1]).

Lokalanaesthesie begünstigt gegenüber Vollnarkose das Auftreten von Komplikationen, die offenbar in einem Zusammenhang stehen mit der technischen Perfektion des Operateurs und der speziellen Abrasioerfahrung einschließlich des medizinischen Hilfspersonals.

Ergebnisse in New York City zeigen ähnliche Strukturverhältnisse wie in den meisten US-Bundesländern des Mittelwestens und Nordens:

Vom 1. 7. bis 30. 9. 1970 wurden in New York City insgesamt 69 000 legale Unterbrechungen registriert, davon

12 000 in Gemeindekrankenhäusern,
21 000 in großen Lehr(Universitäts)-Krankenhäusern,
21 000 in Privatkliniken (den englischen Nursery-Kliniken entsprechend),
15 000 in Abort-Spezialkliniken.

[1]) Aus: IPPF, 6. Jg., Nr. 5, Okt. 1972.

Von den Frauen waren 53% unverheiratet[1]) (meist zwischen 20 und 24 Jahren), 47% verheiratet, 70% ließen bis zur 12. Schwangerschaftswoche die Unterbrechung vornehmen.

Über die Rassenzugehörigkeit liegen folgende Zahlen vor: 72% weiße Frauen, 24% Negerinnen, 4% Puerto-Ricanerinnen; 10% der Frauen kommen aus US-Staaten, in denen bislang keine Liberalisierung der Abortgesetze vorgenommen wurde – ein Beweis mehr für fatale „Binnenwanderung", wenn nicht durch Gesetzgebung alles getan wird, um eine Vereinheitlichung zu erreichen.

Tabelle 28: Gemeldete legale Aborte in einigen ausgewählten Bundesstaaten der USA (Zeitraum I. Quartal 1971)

Staat	Aborte	Lebend-geburten	Aborte/1000 Lebendgeburten
Alaska	237	1 926	123
Arkansas	130	9 212	14
California	23 880	92 911	257
Colorado	678	10 223	66
Delaware	252	2 658	95
Georgia	320	25 307	13
Hawaii	938	3 978	236
Kansas	2 772	8 881	312
Maryland	1 880	14 716	128
New York	57 737	73 888	781
(Upstate)	(12 004)	(39 062)	(307)
(City)	(45 733)	(34 826)	(1 313)
North Carolina	561	24 305	23
Oregon	1 809	8 723	207
South Carolina	192	13 814	14
Virginia	875	20 597	42
Washington	2 158	12 132	178
Zusammen	94 419	323 271	292

Quelle: Family Planning Evaluation – März 1972, US Department of Health, Education & Welfare, Public Health Service, Health Services and Mental Health Administration, Center for Disease Control, Atlanta (Georgia).

[1]) Im Staat Maryland 68% unverheiratet.

In den ersten zwei jetzt übersehbaren Jahren seit der neuen Gesetzgebung in New York City sind 353 684 Schwangerschaftsabbrüche registriert worden. Die Komplikationsrate ist von 4,6‰ auf 3,1‰ im ersten Trimenon und von 26,8‰ auf 24,8‰, vom vierten Schwangerschaftsabbruch an gerechnet, gesunken. Auch die Mortalitätsrate zeigt sinkende Tendenz: von 4,7 : 100 000 im ersten Jahr auf 3,8 : 100 000 im zweiten Jahr.

Die Gebühren sind für große Teile der Bevölkerung bei medizinischen Indikationen kostenfrei[1]), für andere Indikationsgebiete werden in den Krankenhäusern zwischen 120 bis 200 Dollar, in Privatkliniken um 300 Dollar erhoben [19].

Die amerikanischen Statistiken zeigen, wie außerordentlich verschieden die Abortgesetze und Ausführungsbestimmungen in den einzelnen Bundesstaaten gehandhabt werden (Tabelle 28). Die Variationsbreite reicht von 13 Aborten : 1000 Lebendgeburten in Georgia auf das Hundertfache in New York City mit 1313 legalen Abbrüchen : 1000 Lebendgeburten. Kein Wunder, daß man auch in den Vereinigten Staaten sehr genau registriert hat, daß flankierende soziale Maßnahmen dringend notwendig sind. Deshalb hat Präsident *Nixon* am 24. 12. 1970 ein großzügiges Familienplanungsprogramm unterzeichnet: Family Planning Services and Population Research Act, das mit einem Etat von 160 Millionen Dollar für die Jahre 1971 bis 1973 ausgestattet ist.

[1]) 32% gehören in die Gruppe der nicht privat zahlenden Patienten.

E. Die Abortsituation in Deutschland

Zeitraum I + II: 1871–1932

Wie in der Deutschen Demokratischen Republik lassen sich in der Bundesrepublik Deutschland und Berlin (West) in der Abortgesetzgebung mehrere Perioden mit steigenden und fallenden Tendenzen nachweisen. Die historische Entwicklung läßt auch hier die Abgrenzung in fünf Teilabschnitte zu:

Zeitraum I: von 1871–1919
Zeitraum II: von 1920–1932
Zeitraum III: von 1933–1945
Zeitraum IV: von 1946–1972
Zeitraum V: möglicherweise ab 1973.

Das allgemeine Landrecht für Preußen aus den Jahren 1791 bis 1794 beseitigte die Todesstrafe[1]) und ersetzte diese im preußischen Strafgesetzbuch von 1851 durch Zuchthausstrafen. Durch die Reichsgründung wurde im Jahre 1871 im Reichsstrafgesetzbuch (15. 5. 1871) der § 218 formuliert.

Über einen langen Zeitraum, nämlich von 1871–1933, also mehr als ein halbes Jahrhundert lang, blieb die Gesetzgebung bzw. Rechtsprechung immer auf den § 218 mit nur relativ geringen Abänderungen bezogen. Dies trotz sehr weitgehender geschichtlicher Umgruppierungen vom Kaiserreich zur Weimarer Republik. Es ist deshalb richtig, wenn *v. Rohden* [20] von einer ‚stabilen Tendenz' spricht, die lediglich eine Schwankung zwischen 1,0 und 5,0 Schwangerschaftsabbrüchen : 10 000 Einwohnern aufwies (Tabelle 29).

Die um einige wenige Grade liberalere Strafverfolgung zeigte sich im Gesetz zur Abänderung des Strafgesetzbuches vom 18. 5. 1926, in dem die bisherige Zuchthausstrafe in Gefängnisstrafe bis zu 5 Jahren umgewandelt wurde. Allerdings blieb

[1]) Anm. 8

Graphik XVIII
Legale Aborte und Geburtenziffern
in Deutschland und in der Bundesrepublik einschließlich Berlin (West)
1845 – 1970

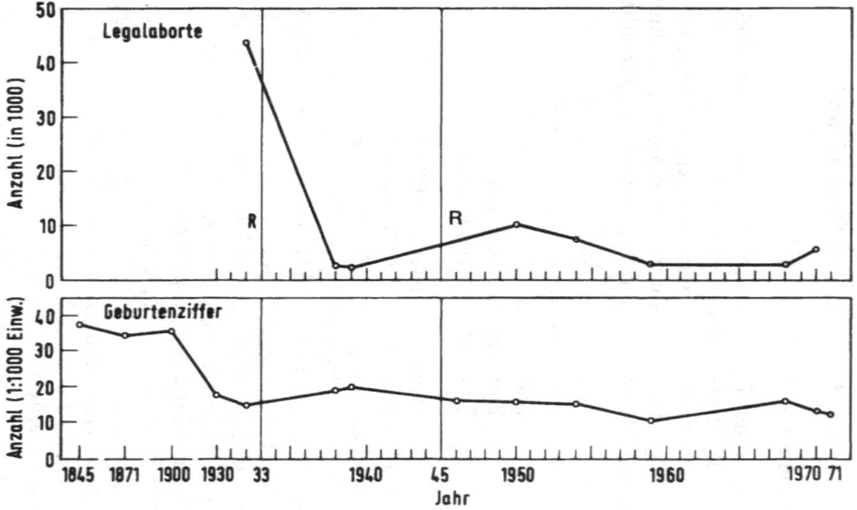

R = 1933 – 1945

hier immer noch die Androhung der Zuchthausstrafe bei gewerbsmäßiger oder gegen den Willen der Schwangeren durchgeführten Fremdabtreibung bestehen.

1927 wurde durch eine Reichsgerichtsentscheidung die medizinische Indikation, die schon zuvor weitgehend von den staatsanwaltlichen Vermittlungen ausgenommen war, endgültig als Begründung anerkannt[1]). Trotzdem ist der Tenor in den Diskussionen von 1926 und 1972 kaum zu unterscheiden.

Nicht erst heute – in fast der gleichen subjektiven bis demagogischen Gefühlsaufwallung wurde vor schon 50 Jahren im Deutschen Reichstag argumentiert, wie folgende lesenswerte Protokollauszüge beweisen:

„Um 20 Millionen ärmer"
Abgeordneter Dr. *Barth* (Deutschnationale Volkspartei) 5. Mai 1926:

> „Nicht der verlorene Krieg wird im Verlaufe der geschichtlichen Entwicklung unser Schicksal entscheiden, sondern allein der Wille zum Leben: Ob es gelingt, unseren Volksbestand von 70 bis 80 Millionen Deutscher in Mitteleuropa überhaupt aufrechtzuerhalten, darum handelt es sich heute. Der ehemalige französische Minister Clémenceau sagte einmal, daß er den Sieg Frankreichs erst dann endgültig als gewährleistet ansehe, wenn Deutschland um 20 Millionen Menschen ärmer gemacht wird. Der vorliegende Gesetzentwurf, mag er auch von Gesichtspunkten der sozialen Indikation ausgehen, ebnet jedenfalls den Weg dazu, daß Deutschland um 20 Millionen Menschen ärmer gemacht wird."

„Mehr Särge als Wiegen"
Abgeordneter *Ulitzka* (Zentrum) 7. Mai 1926:

> „... Die Entscheidung über die vorliegende Frage ist einschneidender, als viele ahnen. Man ist auf dem Wege, völlige Straffreiheit für die Tötung des Lebens unter dem Mutterherzen zu erreichen und so das wertvolle keimende Leben, das höchste Gut des Volkes, menschlicher Schwäche und Willkür auszuliefern. Hier liegt die schwerste

[1]) Einzelheiten s. ‚Abtreibung – Reform des § 218', zusammengestellt v. *Friedrich-Christian Schroeder*, de Gruyter, Berlin–New York, 1972, S. 21 ff.: Anerkennung der Schwangerschaftsunterbrechung aufgrund medizinischer Indikation durch das Reichsgericht [21].

Tabelle 29: Historische Entwicklung der legalen Schwangerschaftsunterbrechung in Deutschland

A. 1871–1945: Einheitliches Unterbrechungsverfahren				
Periode	Zeitraum	Charakteristika	Tendenz	Häufigkeit der legalen Schwangerschafts-Unterbrechung 1 : 10 000
I	1871–1919	§ 218 unangetastet, strenge medizinische Indikation	stabil	1,0–5,0
II	1920–1933	nur unwesentlich verminderte Handhabung		schwankend
III	1934–1945	12 Jahre NS-Gesetzgebung	abnorme Abnahme	bis 0,5
B. Nachkriegsära 1946–1972: Uneinheitliches Unterbrechungsverfahren				
		Bundesrepublik Deutschland		
Periode	Zeitraum	Charakteristika	Tendenz	Unterbrechungs-ziffer
IV a	1946–1950	Lockerung der medizinischen Indikation als Folge des Zusammenbruchs	abnorme Zunahme	bis 21,9

Periode	Zeitraum	Charakteristika	Tendenz	Unterbrechungs-ziffer
IV b	1951–1962	Rückkehr zur strengen medizinischen Indikation nach Überwindung der Kriegsfolgen	Rückkehr zur Norm und Stabilisierung	bis 0,5
V	ab 1973	Freigabe durch Fristenlösung. Oder erweitertes Indikationsmodell	?	?
		Deutsche Demokratische Republik		
Periode	Zeitraum	Charakteristika	Tendenz	Unterbrechungs-ziffer
IV a	1946–1947	§ 218 besteht noch, wird jedoch uneinheitlich befolgt	zuerst Zunahme, später Abnahme	7–5
IV b	1948–1950	Ausschaltung von § 218, Einführung der erweiterten sozialen Indikation	abnorme Zunahme	10–15,5
IV c	1951–1972	Abschaffung des § 218 und der sozialen Indikation durch Gesetz zum „Schutze von Mutter und Kind“ 27. 9. 1950	Rückkehr zur Norm und Stabilisierung	bis 0,4
V	ab 1972	Fristenlösungsgesetz (9. 3. 1972)	?	?

Quelle: Nach v. Rohden [20], gering vom Autor modifiziert.

Gefahr für unser Volk. Hier liegt ein gewisser Selbstmord des Volkes vor. Wenn es so weitergeht auf dieser Bahn, dann haben wir in Deutschland bald mehr Särge als Wiegen."

„Auch Ihre Frauen klagen an"
Abgeordnete Dr. *Anna Margarete Stegmann* (SPD)
18. März 1925:

„Die Mutterschaft, meine Herren und Damen, ist die höchste Krönung des Wesens der Frau, ist ihre höchste Erfüllung. In der Mutterschaft erreicht die Frau ihre größte körperliche Schönheit und ihre höchste seelische Blüte. In dieser Zeit fühlt sie sich unmittelbar in das allmähliche Walten der Natur hineingestellt. Sie fühlt, daß in ihr das größte Wunder sich vollzieht, das Wunder der Weltwerdung; denn ein werdender Mensch ist eine werdende Welt. Wenn die Frau nun mit eigener Hand in diese ihre höchste Erfüllung eingreift und dieses Wunder des Werdens zerstört, dann kann das nur in der höchsten Not geschehen.
Diese Frauen handeln dann als Gehetzte, als Verzweifelte."

„Ideales Recht und praktisches Recht"
Abgeordneter Dr. *Bockius* (Zentrum) 23. Februar 1927:

„Ihr Einwand liefe ungefähr darauf hinaus, daß man auch den geborenen Menschen umbringen müßte, wenn es ihm schlecht geht. Der Mensch ist ein Wesen von idealer Struktur. Wegen eines sozialen Mißstandes, den wir nicht verkennen und dem wir mit anderen Mitteln beikommen wollen, darf man nicht einen Menschen einfach beseitigen und umbringen. Das ist der große ideale Gesichtspunkt, und im deutschen Recht geht Gott sei Dank immer noch das ideale über das praktische Recht."

„Schwangerschaft in Unterwelt"
Abgeordneter *Höllein* (Kommunistische Partei)
28. Februar 1929:

„Sie wollen nur Zwang, brutalen Zwang gegenüber den proletarischen Familien. Sie beharren auf der Aufrechterhaltung Ihres schändlichen Abtreibungsparagraphen, jenes Paragraphen, der Jahr für Jahr vielen deutschen Frauen das Leben kostet und weiteren Zehntausenden von Frauen einen Schaden an der Gesundheit zufügt, der nicht wieder gutgemacht werden kann. Sie zwingen durch Ihren Schandparagraphen die Unterbrechung der Schwangerschaft in die Unterwelt und beschwören damit schwere Gefahren für die proletarische Mutter herauf. Wir verlangen deshalb die Streichung dieses Paragraphen. Nicht zuletzt deshalb, weil er eine heimtückische Fußangel darstellt auch für den sachlich vorgebildeten und gewissenhaften Arzt, der mit einem Minimum von Gefahr für die Mutter den Eingriff durchführen kann."

„Schamlose Abtreibungspropaganda"

Dr. *Frick* (NSDAP) 17. Juni 1930:

„Im übrigen glaube ich, daß der Herr Reichsinnenminister, anstatt gegen die Schulgebete den Staatsgerichtshof in Bewegung zu setzen, viel mehr Anlaß hätte, einmal energisch gegen die schamlose Abtreibungspropaganda vorzugehen, wie sie von dem Wasserkopf Berlin aus über das ganze Reich verbreitet wird. Das ist eine derartige Kulturschande für Deutschland, daß hier endlich einmal gerade vom Standpunkt des allerchristlichen Zentrums aus energisch Front gemacht werden müßte."

Quelle: *I. von Münch,* Paragraph voll Blut und Tränen, ‚Die Zeit' Nr. 14, Seite 55 (1972).

Zeitraum III: 1933–1945

Von 1933 an gab es eine erhebliche Verschärfung in der Strafverfolgung, die in der ‚Verordnung zum Schutz von Ehe, Familie und Mutterschaft' vom 9. 3. 1943 gipfelte. Schon seit dem 26. 5. 1933 war das öffentliche Anpreisen von Mitteln zur Abtreibung unter strenge Strafe gestellt worden; die Schwangerschaftsunterbrechungsbestimmungen wurden sehr peinlich beachtet und Anträge auf Schwangerschaftsabbruch als ‚undeutsch', als stiller Widerstand gegen das NS-Regime und seine Rassenpolitik ausgelegt. In peinlicher Erinnerung sind Geburtsanzeigen mit dem Text: „... schenkte heute dem Führer unser 6. Kind", ebenso die öffentliche Verleihung von Mutterkreuzen.

Von 1943 an wurde bei Selbstabtreibung „in besonders schweren Fällen" Zuchthaus, bei Fremdabtreibung regelmäßig Zuchthausstrafe verhängt und bei „fortgesetzter Beeinträchtigung der Lebenskraft des deutschen Volkes" die Todesstrafe, so wie vor 1871, wieder eingeführt.

1936 wurde im Zuge des sogenannten Angriffs auf die Lebenskraft des deutschen Volkes auf germanisches Rassen- und Erbgut die Verbindung zwischen Erb- und Rassenpflege mit der sogenannten Reinhaltung der germanischen Rasse im ‚Gesetz zur Verhütung erbkranken Nachwuchses' vom 26. 3. 1935 verquickt. § 14 Absatz 1 des Erbgesundheitsgesetzes hatte folgenden Wortlaut:

> *„Eine Unfruchtbarmachung oder Schwangerschaftsunterbrechung, die nicht nach den Vorschriften dieses Gesetzes erfolgt, sowie eine Entfernung der Keimdrüsen sind nur zulässig, wenn ein Arzt sie nach den Regeln der ärztlichen Kunst zur Abwendung einer ernsten Gefahr für das Leben oder die Gesundheit desjenigen, an dem er sie vornimmt, und mit dessen Einwilligung vollzieht."*

Nichtdeutsche (‚nichtarische') Volkszugehörige wurden vom Abtreibungsverbot ausgenommen, d.h. Angehörigen der jüdischen Rasse war Abtreibung ausdrücklich erlaubt! Man schuf also die „rassische Indikation".

Tabelle 30 zeigt die außerordentliche Abnahme der Schwangerschaftsunterbrechungen im Deutschen Reich in den Jahren 1933–1939. Wurden im Jahr 1932 auf 10 000 Einwohner

Tabelle 30: Legale Schwangerschaftsunterbrechungen im Deutschen Reich 1931 bis 1939 und im westdeutschen Bundesgebiet 1950 *(H. Harmsen)*

Jahr bzw. Land	Zahl	Anträge auf 10 000 Einw. Gestellt	Genehmigt
1932	43 912	6,58	5,28
1938	2 732	0,40	0,29
1939	2 275	0,33	0,23
1950	12 802	5,24	3,53
Hamburg	2 479	15,00	10,90
Schleswig-Holstein	3 007	11,20	7,35
darin			
Lübeck	672	27,20	21,90 (!)
Kiel	183	7,30	4,27
Niedersachsen	4 047	5,97	3,95
darin			
Hannover	1 867	13,60	9,38
Osnabrück	54	0,88	0,44
Westfalen	414	0,67	0,32

6,58 Anträge gestellt und 5,28 genehmigt bei einer Gesamtzahl von 43 912, sank die Zahl rapide im Jahre 1939 auf 2275 Unterbrechungen bei einer Antragsquote von 0,33 und einer Genehmigungsquote von 0,23.

Rückkehr zu strenger Handhabung des § 218 und Angleichung der diesbezüglichen Verhältnisse in West und Ost kennzeichnen die Entwicklung seit 1960 in der Bundesrepublik Deutschland.

Tabelle 31 zeigt die auffällige Koinzidenz in bezug auf das Resultat der Abortziffern in der Bundesrepublik und der DDR

Tabelle 31: Schwangerschaftsunterbrechung in Gesamtdeutschland, Bundesrepublik und DDR 1932–1961
Korrigierte Häufigkeitsziffer 1 : 10 000[1]) *(v. Rohden)* [20]

Jahr	Deutschland	Bundesrepublik	DDR
1932	5,27	–	–
1936	0,28	–	–
1937	0,39	–	–
1938	0,32	–	–
1939	0,23	–	–
1940	0,15	–	–
1949	–	–	15,2
1950	–	2,08	15,5
1951	–	1,73	2,94
1952	–	1,37	2,11
1953	–	–	1,44
1954	–	0,95	1,01
1955	–	–	0,73
1956	–	–	0,59
1957	–	–	0,58
1958	–	–	0,55
1959	–	0,56	0,55
1960	–	–	0,55
1961	–	–	0,45

[1]) *Korrigierte Häufigkeitsziffer* erhält man, indem man die Zahl der gestellten und genehmigten Anträge in Beziehung setzt zu je 10000 Einwohnern.

trotz ihrer differenten staats- und gesellschaftspolitischen Entwicklungen. Ist 1950 noch ein krasser Unterschied in West (2,08) und Ost (15,5) zu ersehen, nähern sich im Verlauf von 10 Jahren im sogenannten sozialistisch-unchristlichen und sogenannten kapitalistisch-christlichen Deutschland die Schwangerschaftsunterbrechungszahlen im Jahre 1959 fast bis zur Deckung: Wurden in der Bundesrepublik 0,56 Abbrüche : 10 000 Einw. durchgeführt, waren es in der DDR 0,55 : 10 000.

F. Die Abortsituation in der Bundesrepublik Deutschland und Berlin (West)

Zeitraum 1946–1972

Lange hat es gedauert, bis die Gesetzgebung in der Bundesrepublik eine Lockerung erfuhr. Das Erste Gesetz zur Reform des Strafrechts milderte das Strafmaß erstmalig nach der Kapitulation merklich. Das heute geltende Recht in der Bundesrepublik und in Berlin (West) hat in der Fassung vom 25. 6. 1969 folgenden Wortlaut:

Strafgesetzbuch vom 15. Mai 1871

in der Fassung des Ersten Gesetzes zur Reform des Strafrechts vom 25. 6. 1969 (BGBl. 1969 I S. 645)

§ 218.

(1) Eine Frau, die ihre Leibesfrucht abtötet oder die Abtötung durch einen anderen zuläßt, wird mit Freiheitsstrafe bis zu fünf Jahren bestraft.

(2) Wer sonst die Leibesfrucht einer Schwangeren abtötet, wird mit Freiheitsstrafe bis zu fünf Jahren, in besonders schweren Fällen mit Freiheitsstrafe von einem Jahr bis zu zehn Jahren bestraft.

(3) Der Versuch ist strafbar.

(4) Wer einer Schwangeren ein Mittel oder einen Gegenstand zur Abtötung der Leibesfrucht verschafft, wird mit Freiheitsstrafe bis zu fünf Jahren, in besonders schweren Fällen mit Freiheitsstrafe von einem Jahr bis zu zehn Jahren bestraft.

§ 219.

(1) Wer zu Zwecken der Abtreibung Mittel, Gegenstände oder Verfahren öffentlich ankündigt oder anpreist oder solche Mittel oder Gegenstände an einem allgemein zugänglichen Ort ausstellt, wird mit Freiheitsstrafe bis zu zwei Jahren oder mit Geldstrafe bestraft.

(2) Die Vorschrift des Absatzes 1 findet keine Anwendung, wenn Mittel, Gegenstände oder Verfahren, die zu ärztlich gebotenen

Unterbrechungen der Schwangerschaft dienen, Ärzten oder Personen, die mit solchen Mitteln oder Gegenständen erlaubterweise Handel treiben, oder in ärztlichen oder pharmazeutischen Fachzeitschriften angekündigt oder angepriesen werden.

(3) Gegenstände, auf die sich eine Straftat nach Absatz 1 bezieht, können eingezogen werden. § 184 Abs. 2 Satz 2 ist anzuwenden.

§ 220.

Wer öffentlich seine eigenen oder fremde Dienste zur Vornahme oder Förderung von Abtreibungen anbietet, wird mit Freiheitsstrafe bis zu zwei Jahren oder mit Geldstrafe bestraft.

In den letzten 10 Jahren zeichnet sich in der Bundesrepublik Deutschland und Berlin (West) ein – wenn auch langsamer – Wandel in der Einstellung zu dem nun mehr als 100 Jahre alten § 218 ab. Bemühungen, historisch etablierte Denkformen abzubauen und eine Annäherung, wenn auch längst keinen Durchbruch zu einer neuen Wirklichkeit zu ermöglichen, lassen sich nachweisen. Diesbezügliche Prozesse in bezug auf eine Reform des Sexualstrafrechts nehmen einen breiten Raum in der deutschen Öffentlichkeit, in den medizinischen und juristischen Wissenschaften und zuallererst in den politischen und religiösen Bereichen ein [29, 30].

Zur Reform des Sexualstrafrechts machte der Parlamentarische Staatssekretär des Bundesministeriums der Justiz, Dr. *Alfons Bayerl*, am 5.8.1970 folgende Ausführungen:

„Unser deutsches Strafrecht wird im kommenden Jahr hundert Jahre alt. In manchen seiner Bestimmungen riecht es trotz vieler Änderungen noch recht muffig nach Kaiserreich und Obrigkeitsstaat. Es formte sich den Menschen nach seinem Bilde: als Untertan. Das paßt nicht mehr in unsere Zeit. Unsere Demokratie versteht den Bürger als mündigen Menschen. Der Bürger darf deshalb gerade im Strafrecht erwarten, daß ihm der Staat nicht mehr mit erhobenem Zeigefinger gegenübertritt.

Eine Reform des Strafrechts ist deshalb notwendig. Es ist das Ziel dieser Reform, ein Strafrecht zu schaffen, das nicht moralisiert, sondern darauf abstellt, wie die Gesellschaft und wie der Bürger in dieser Gesellschaft wirksam geschützt werden kann. Die Erfahrung hat uns gelehrt, daß es trügerisch wäre, allzu sehr auf die abschrekkende Wirkung der Strafe zu vertrauen. Moderne Kriminalpolitik setzt deshalb die Strafe zugleich auch als ein Mittel ein, den Rechtsbrecher wieder in die Gesellschaft zurückzuführen, ihn zu resozialisieren"[1]).

Zehn Jahre sind bereits ins Land gegangen, nachdem 1962 der Entwurf zur Neuordnung des Strafgesetzbuches (E 1962) in die Diskussion gebracht wurde. Hierzu sind ausführliche Kommentare erstellt worden und u. a. von einer Professorengruppe als Alternativ-Entwurf am 17. 1. 1970 der Öffentlichkeit vorgelegt worden. In zwei voneinander abweichenden Mehrheits- und Minderheitsvorschlägen haben sie in den vergangenen Jahren weitgehend als Richtschnur in den Diskussionen gedient[2]) [28].

In der Vielfalt der Auseinandersetzungen, die unsere pluralistische Gesellschaftsordnung widerspiegelt, treten zwei Gruppen hervor, die deutliche Retardierungsmomente in die Waagschale werfen: Die deutsche Ärzteschaft, voran die Frauenärzte und die christlichen Kirchen.

Der Ärzteschaft ist in mehrfacher Weise die Erhaltung jedweden Lebens zur Aufgabe gemacht. In § 3 der Berufsordnung der Deutschen Ärzteschaft in der Fassung des 73. Deutschen Ärztetages 1970 heißt es:

„*Der Arzt ist grundsätzlich verpflichtet, das keimende Leben zu erhalten. Schwangerschaftsunterbrechungen unterliegen den gesetzlichen Bestimmungen.*"

Diese Formulierung findet sich wieder in einer Verlautbarung, die der Weltärztebund (World Medical Assembly) auf seiner 24. Generalversammlung in Oslo 1970 in einem Sieben-Punkte-Programm zum Problem der therapeutischen Schwangerschaftsunterbrechungen verabschiedet hat. Die deutsche Delegation mit ihren Sprechern Prof. Dr. H. *Sewering*, Vizepräsident der Bundesärztekammer, und Prof. Dr. J. *Stockhausen*, Hauptgeschäftsführer der Bundesärztekammer, hat im

1) Quelle: Bulletin des Presse- und Informationsamtes der Bundesregierung Nr. 113 S. 1189ff. vom 25. 8. 1970.

2) Einzelheiten s. ‚Abtreibung – Reform des § 218', Aktuelle Dokumente, de Gruyter S. 46ff. [21].

Einvernehmen mit 60 Nationen die Deklaration von Oslo gebilligt. Lediglich Argentinien stimmte gegen diese Grundsätze.

Die Stellungnahme des Weltärztebundes zur therapeutischen Schwangerschaftsunterbrechung hat folgenden Wortlaut:

„Deklaration von Oslo“

Beschluß der XXIV. World Medical Assembly
vom 22. August 1970

1. Der oberste moralische Grundsatz, der dem Arzt auferlegt ist, ist die Achtung des menschlichen Lebens, so wie er in einem Satz des Genfer Gelöbnisses ausgedrückt ist: „Ich will die höchste Achtung vor dem menschlichen Leben vom Zeitpunkt der Empfängnis an bewahren.“

2. Umstände, welche die Lebensinteressen einer Mutter in Konflikt bringen mit denen ihres ungeborenen Kindes, schaffen ein Dilemma, und es erhebt sich die Frage, ob die Schwangerschaft mit Vorbedacht unterbrochen werden sollte oder nicht.

3. Unterschiedliche Antworten zu dieser Situation resultieren aus der Verschiedenheit der Haltungen zum Leben des ungeborenen Kindes. Dies ist eine Frage der Überzeugung und des Gewissens des einzelnen, die respektiert werden müssen.

4. Es ist nicht die Aufgabe der Ärzteschaft, die Haltungen und Maßstäbe eines einzelnen Staates oder einer Gemeinschaft in dieser Frage festzulegen, aber es ist unsere Pflicht, für zweierlei einzutreten: den Schutz unserer Patienten zu gewährleisten und die Rechte des Arztes innerhalb der Gesellschaft zu sichern.

5. Deshalb, wo das Gesetz die Schwangerschaftsunterbrechung aus therapeutischen Gründen erlaubt oder eine Gesetzgebung in diesem Sinne beabsichtigt ist und dies nicht der Haltung der nationalen ärztlichen Standesorganisation widerspricht, und wo der Gesetzgeber Orientierung an der Ärzteschaft wünscht oder akzeptieren will, seien folgende Grundsätze empfohlen:

a) Eine Schwangerschaftsunterbrechung sollte nur als therapeutische Maßnahme durchgeführt werden.
b) Die Entscheidung, eine Schwangerschaft zu unterbrechen, sollte in der Regel von mindestens zwei Ärzten, ausgewählt nach ihrer beruflichen Befähigung, schriftlich gebilligt werden.
c) Die Behandlung sollte von einem Arzt durchgeführt werden, dem dies – bei Billigung des Obengenannten – von einem entsprechenden Gremium gestattet wird.

6. Wenn ein Arzt der Meinung ist, daß ihm seine Überzeugungen nicht erlauben, zu einer Schwangerschaftsunterbrechung zu raten oder eine solche durchzuführen, möge er zurücktreten, jedoch die Fortdauer der (ärztlichen) Obhut durch einen qualifizierten Kollegen sicherstellen.

7. Diese Stellungnahme ist, obwohl sie von der Generalversammlung des Weltärztebundes bekräftigt worden ist, nicht als bindend für eine der Mitgliedsorganisationen zu betrachten, sofern sie nicht von dieser Mitgliedsorganisation selbst angenommen worden ist."

Mit dieser Deklaration ist sehr deutlich gesagt, daß Schwangerschaftsabbruch – von einigen Ausnahmen abgesehen – nur als therapeutische Maßnahme durchgeführt werden sollte. Das bedeutet, daß außer der medizinischen Indikation andere Begründungen höchstens im Einzel- bzw. Notfall den Arzt zu einer Interruptio berechtigen[1]).

Würde die Deklaration des Weltärztebundes wirklich zur Richtschnur für die bundesdeutsche Gesetzgebung werden, könnten die Erörterungen noch heute abgebrochen werden. Dann würde der § 218 sich – mit einigen kleinen Korrekturen versehen – weiterschleppen nach dem Goethewort: „Es erben sich Gesetz und Rechte wie eine ew'ge Krankheit fort."

Mit zahlreichen Verzögerungen gehen die parlamentarischen Beratungen in kleinen Schritten weiter.

Der neueste Entwurf eines Fünften Gesetzes zur Reform des Strafrechts (5. StrRG)[2]) ist zur 1. Lesung dem Bundesrat am 24. 3. 1972 eingebracht worden. Mit 20 : 20 Stimmen bei einer Stimmenthaltung wurde der Entwurf abgelehnt[3]).

Die Bundesärztekammer hat im Rahmen einer im wesentlichen juristisch formulierten, zurückhaltenden Veröffentlichung im Frühjahr 1972 in die Diskussionen eingegriffen und dabei die Rechtsstellung des Arztes in den Vordergrund ihrer Ausführungen gestellt. Die Verlautbarung der Bundesärzte-

[1]) Einzelheiten hierzu in: Richtlinien zur medizinischen Indikation der Schwangerschaftsunterbrechung. Hrsg. C. Müller u. D. Stuck; Springer Verlag, Berlin – Göttingen – Heidelberg 1964.

[2]) Wortlaut s. Anhang S. 171 ff.

[3]) Wortlaut s. Anhang S. 178 f.

kammer, die mit einem deutlichen Bezug auf die Deklaration von Oslo beginnt, ist im ‚Deutschen Ärzteblatt', offizielles Presseorgan der Bundesärztekammer, veröffentlicht worden[1]):

„Stellungnahme der Bundesärztekammer zum Entwurf eines Fünften Strafrechtsänderungsgesetzes

Der Entwurf geht – insbesondere mit der Schaffung der Indikation einer „allgemeinen Notlage" – über die Grenzen hinaus, welche der Weltärztebund durch die Deklaration von Oslo für den Schwangerschaftsabbruch als therapeutische Maßnahme gesteckt hat. Die Bundesärztekammer lehnt auch deshalb den Entwurf in der vorliegenden Form ab.

Wenn die Mitwirkung des Arztes an der Durchführung der vorgesehenen Maßnahmen erwartet wird, muß die Bundesärztekammer zum rechtlichen Schutz des Arztes zwei unabdingbare Voraussetzungen aufstellen.

(1) Es muß sichergestellt sein und bleiben – wie es der Entwurf in § 220 b im Grundsatz auch vorsieht –, daß kein Arzt, auf welche Weise und durch wen auch immer, verpflichtet werden kann, an einem Schwangerschaftsabbruch mitzuwirken. Dies ist insbesondere auch unabdingbare Voraussetzung dafür, daß die Vorbereitung und Durchführung eines Schwangerschaftsabbruchs nach dem Gesetzentwurf über ergänzende Maßnahmen in der Krankenversicherung in die kassenärztliche Versorgung einbezogen werden soll. Mitwirkung an einem Schwangerschaftsabbruch kann nicht Gegenstand kassenärztlicher Pflichten sein.

§ 220 b des Entwurfs, der diese Voraussetzungen erfüllen soll, bedarf jedoch in zwei Punkten einer Änderung:

In Absatz 1 muß der letzte Teilsatz gestrichen werden, da er auf eine Gewissensschnüffelei hinauslaufen kann. Es kann auch durchaus sein, daß ein Arzt einen Schwangerschaftsabbruch nicht grundsätzlich ablehnt, ihn aber generell oder im Einzelfall nur in engeren Grenzen billigt, als der Entwurf sie steckt.

Zur Mitwirkung an einer Notstandstötung kann ein Arzt auch dann nicht verpflichtet werden, wenn das Leben der Mutter in Gefahr ist. Die Worte „Mitwirkung an dem Eingriff" in Absatz 2 müssen deshalb durch die Worte ersetzt werden „Mitwirkung an einem Schwangerschaftsabbruch".

(2) Die Vorschrift in § 219 f des Entwurfs muß gestrichen werden. Durch diese Vorschrift soll der Tatbestand eines – wenn auch auf Leichtfertigkeit beschränkten – fahrlässigen Schwangerschafts-

[1]) Deutsches Ärzteblatt, 69. Jahrg. Nr. 13/2.

abbruchs geschaffen werden, den nicht einmal das geltende Recht kennt.

Der Arzt soll also für das Vorliegen von Indikationen verantwortlich gemacht werden, die er ärztlich-verantwortlich gar nicht beurteilen kann. Dies gilt für die nach § 219 Abs. 2 zu berücksichtigenden „zu erwartenden Lebensverhältnisse der Schwangeren" ebenso wie für die Feststellung einer aufgezwungenen Schwangerschaft nach § 219c und erst recht für die Indikation der schwerwiegenden Notlage nach § 219d (in der Überschrift zu dieser Vorschrift heißt es übrigens noch unbestimmter „Allgemeine Notlage").

Alle diese Umstände, die für die Rechtfertigung eines Schwangerschaftsabbruchs maßgebend sein sollen, kann der Arzt nicht verantwortlich und deshalb auch nicht leichtfertig prüfen und feststellen. Es können ihm auch keine „Ermittlungen" zugemutet werden, wie dies in der Begründung des Entwurfs anklingt. Der Arzt muß sich vielmehr in aller Regel – wenn ihm nichts Gegenteiliges bekannt ist – auf die Darstellung der Schwangeren verlassen. Verantwortlich feststellen können die Ärzte (und das gilt für den einen Schwangerschaftsabbruch in Erwägung ziehenden Arzt genau wie für den beratenden und den schließlich durchführenden Arzt) nur die medizinischen Tatsachen. Insbesondere kann dem eine Schwangerschaftsunterbrechung vornehmenden Arzt (z. B. dem nach dem Dienstplan zur Operation eingeteilten Krankenhausarzt) nicht zugemutet werden, weitere Untersuchungen vorzunehmen oder gar Ermittlungen anzustellen, wenn ein die Indikation bestätigendes Gutachten des beratenden Arztes nach § 220 vorliegt."

Auch der Verband der Ärzte Deutschlands (Hartmannbund) hat in ähnlicher Weise Stellung bezogen. Er macht darauf aufmerksam, daß die Ärzteschaft zu einer klaren Aussage verpflichtet ist und daß sie nicht den Weg des Ausweichens gehen darf. Im einzelnen heißt es in einem Leitartikel in Anlehnung an den Begriff der WHO-Definition[1]), nach der Gesundheit nicht allein die Freiheit von Krankheit oder Gebrechen ist, sondern auch der Zustand eines vollständigen physischen, seelischen und sozialen Wohlbefindens:

„. . . *Der einzelne ist aber in unserem Gemeinwesen nicht nur Individuum, das nach eigenem Wollen sein Leben einrichten kann, sondern auch Staatsbürger. Und als solcher muß er – nach Kräften und Vermögen – Stellung beziehen und sein Teil beitragen zum allgemeinen Fortschritt.*

[1]) „Der deutsche Arzt" 15/16 (1971), 811.

Mit anderen Worten: Die Ärzteschaft darf der Diskussion nicht aus dem Wege gehen und muß zu einer klaren Aussage gelangen. Denn letztlich ist der Paragraph 218 auch ihr Problem. Und wie anders will sie dokumentieren, daß sie als Gruppe nicht außerhalb dieses Staates steht, sondern ihm voll und ganz angehört – als eine Elite, die sich sachverständig zu Wort meldet und die auch das Recht hat auf Beachtung ihrer eigenen Ansprüche an eben diesen Staat."

Widerstreit zwischen Verpflichtung und Ethos der Gynäkologen

Daß die deutschen Gynäkologen in ganz besonderem Maße den § 3 der Berufsordnung der deutschen Ärzte und die Deklaration von Oslo zur Richtschnur ihres Handelns machen, ist nur allzu verständlich. Für sie stellt sich die Frage des Schutzes des werdenden Lebens vorrangig. Die Deutsche Gesellschaft für Gynäkologie hat deshalb gemeinsam mit dem Berufsverband der deutschen Frauenärzte e. V. unter der Federführung von Prof. Dr. *Heinz Kirchhoff,* Vizepräsident der Deutschen Gesellschaft für Gynäkologie, 1971 eine Befragung bei ihren Fachkollegen durchgeführt. Von über 2000 versandten Fragebogen wurden 1712 ausgefüllt und mittels eines Computers statistisch ausgewertet. Der Fragebogen hatte zum Gegenstand die Änderungsvorschläge zum § 218 im Rahmen der Strafrechtsreform. Das Resultat wurde im Deutschen Ärzteblatt[1]), aber auch in der Laienpresse, so in „Die Welt"[2]), der medizinischen und nichtmedizinischen Öffentlichkeit bekanntgegeben. Die Ergebnisse lauten:

Zu Punkt 1:

Die Tötung eines Embryos ist die Vernichtung eines Rechtsgutes; sie ist daher nur aus schwerwiegenden Gründen zu verantworten.

Antworten:	
Einverstanden	94,28%
nicht einverstanden	5,20%
unbeantwortet	0,70%

[1]) Deutsches Ärzteblatt Nr. 12 (1971) 1481 ff. [22].
[2]) „Die Welt", v. 11. 6. 1971.

Zu Punkt 2:

Aus biologischer Sicht beginnt das neue Leben mit der Verschmelzung der Keimzellen. Mit dem Abschluß der Vereinigung zwischen dem befruchteten Ei und mütterlichem Organismus beginnt die Schwangerschaft. Daher kann erst nach Abschluß dieser Phase der Tatbestand des Abbruches einer Schwangerschaft gegeben sein.

Antworten:	
Einverstanden	89,08%
nicht einverstanden	10,46%
unbeantwortet	0,35%
Fehler	0,12%

Zu Punkt 3:

Es wird anerkannt, daß die bisherige gesetzliche Regelung des Schwangerschaftsabbruches unzureichend ist. Andererseits wird befürchtet, daß durch eine völlige Freigabe des Schwangerschaftsabbruches der Grundsatz der Unantastbarkeit des Lebens auch bei Einschaltung der vorgesehenen Beratungsstellen gefährdet wird. Außerdem liegen bisher keine überzeugenden Ergebnisse vor, die für eine signifikante Abnahme illegaler Schwangerschaftsabbrüche mit ihren Folgen in solchen Ländern sprechen würden, in denen eine weitgehende Liberalisierung des Schwangerschaftsabbruches besteht.

Antworten:	
Einverstanden	92,70%
nicht einverstanden	6,31%
unbeantwortet	0,99%

Zu Punkt 4:

Infolgedessen kann auf Gutachterstellen nicht verzichtet werden; ihre Zusammensetzung muß der Erweiterung der Indikationsgebiete Rechnung tragen. Darüber hinaus erscheinen zur Betreuung der Frauen Beratungsstellen dringend erforderlich.

Antworten:	
Einverstanden	89,72%
nicht einverstanden	9,52%
unbeantwortet	0,70%
Fehler	0,06%

Zu Punkt 5:

Schwerwiegende Gründe für den Abbruch einer Schwangerschaft:

a) Leben und Gesundheit der Frau
Wenn durch das Austragen der Schwangerschaft eine ernste Gefahr für das Leben und die Gesundheit der Frau entstehen würde. Als Gesundheit ist in diesem Sinne der Zustand des körperlichen, seelischen und sozialen Wohlbefinden zu betrachten (Definition der WHO).

Antworten:	
Ja	85,46%
Nein	6,54%
Enthaltung	7,13%
unbeantwortet	0,88%

b) Sogenannte Notzuchts- oder Vergewaltigungs-Indikation (bisher „ethische Indikation" genannt)
Wenn die Schwangerschaft durch eine rechtswidrige Handlung aufgezwungen worden ist.
(von der Kommission einstimmig angenommen)

Antworten:	
Ja	83,94%
Nein	7,54%
Enthaltung	8,00%
unbeantwortet	0,53%

c) Kindliche Indikation (bisher „eugenische Indikation" genannt)

Alternativentwürfe der Kommission, die hier keine Einigung erzielen konnte.

c_1) Wenn eine hohe Wahrscheinlichkeit vorliegt, daß das Kind geistig und körperlich schwer geschädigt ist. Der Abbruch der Schwangerschaft aus diesem Grund ist dann zulässig. (von der Kommission mit 10 Stimmen angenommen)

Antworten:	
Ja	73,13%
Nein	15,30%
Enthaltung	9,64%
unbeantwortet	1,93%

c_2) Die sogenannte kindliche Indikation wird abgelehnt. Eine schwere Schädigung des Embryos kann jedoch den Abbruch der Schwangerschaft rechtfertigen, wenn hierdurch die Gesundheit der Mutter im Sinne der WHO-Definition bedroht ist.
(von der Kommission mit 6 Stimmen angenommen)

Antworten:	
Ja	28,74%
Nein	27,16%
Enthaltung	15,89%
unbeantwortet	18,21%

d) Die Kommission sieht keine Notwendigkeit, aus biologischen Gründen eine untere Altersgrenze für den Abbruch der Schwangerschaft festzulegen. Jedoch kann bei Jugendlichen der Abbruch der Schwangerschaft gerechtfertigt sein, wenn ihre Gesundheit (WHO-Definition) durch das Austragen der Schwangerschaft gefährdet würde.

Antworten:	
Ja	73,13%
Nein	15,54%
Enthaltung	10,46%
unbeantwortet	0,88%

e) Soziale Indikation. – Diese Indikation ist gegeben, wenn die Gesundheit der Mutter im Sinne der WHO-Definition durch unzumutbare und im gegebenen Zeitpunkt unabänderliche soziale Faktoren ernstlich gefährdet ist.

Anmerkung der Kommission: Die Anerkennung der sozialen Indikation kann die Gesellschaft nicht von der Verpflichtung entlasten, mit den jeweils erforderlichen sozialen Maßnahmen nach Kräften zu helfen!

Antworten:	
Ja	65,48%
Nein	24,82%
Enthaltung	9,23%
unbeantwortet	0,47%

Der hippokratische Eid und das ärztliche Ethos werden häufig in Anspruch genommen, um der „Abtreibungsseuche" zu begegnen. Genügen diese verbalen Beschwörungen?

Der Gynäkologe *Philipp* hat sich mehrfach zum Ethos des Frauenarztes und der von ihm als ärztliche Sendung vorgestellten Tätigkeit des Geburtshelfers bekannt: „Die heranwachsende Jugend muß zur Ehrfurcht vor dem Wunder der Schöpfung erzogen werden. Schwangerschaft ist ein unantastbares Heiligtum. . . .". „Vom medizinischen Standpunkt ist die legale Schwangerschaftsunterbrechung in jedem Fall ein Fiasko der ärztlichen Behandlung, die nicht imstande ist, die betreffende Krankheit so zu behandeln, daß die Schwangerschaft erhalten bleibt." Ein anderer Gynäkologe, *A. Mayer*, bekennt sich 1962 zu einem völkischen Standpunkt: „Ein Volk ist so viel wert, als seine Frauen bereit sind, Mütter zu sein. Die gegenwärtige Unlust zum Kinde ist eine Weltkrankheit und eine Heilung sehr schwer. Als Heilmittel kommt in Betracht: Erstens Zurückgewinnung der verlorengegangenen Ehrfurcht vor dem keimenden Leben; zweitens Bereitschaft, trotz gesteigertem Lebensstandard wirtschaftliche Opfer zu bringen" (zit. nach *v. Rohden*).

Haben wir wirklich das Recht, so zu urteilen? Dürfen wir uns ethisch fundierter, moralisch tugendhafter, sozialpolitisch klüger einstufen im Gegensatz zu englischen, schwedischen und bulgarischen Ärzten? Auch sie haben um diese Fragen ernsthaft gerungen, haben aber doch die Gebote einer neuen sozialen Wirklichkeit in ihr Arzttum zu integrieren verstanden[1]).

Wirklichkeitsnaher vertritt *Döring* den Standpunkt eines erweiterten Indikationskataloges, wenn er schreibt: „Eine soziale Indikation wäre für die Fälle zu akzeptieren, in denen (n. *Kirchhoff,* DÄB 1971, S. 1481) ‚die Gesundheit der Mutter im Sinne der WHO-Definition durch unzumutbare und im gegenwärtigen Zeitpunkt unabänderliche soziale Faktoren ernstlich gefährdet ist'!" Andererseits mahnt *Döring* zur Zurückhaltung, denn eine indikationslose Freigabe würde bedeuten, daß die deutschen Geburtshelfer pro Jahr rd. 400 000 Schwangerschaftsabbrüche zu bewältigen hätten, anstatt der bisher etwa 8–10 000 legalisierten Interruptiones. Hier entsteht in der Tat ein ernstes Problem für den Nachwuchs der gynäkologischen Fachärzte. *Döring* äußert sich hierzu [23]:

> „Ich mache keinen Hehl daraus, daß ich die Abtreibung einer intakten Schwangerschaft für die größte psychische Belastung des klinisch tätigen Gynäkologen halte. Seit Jahren benutze ich jede Gelegenheit, Medizinstudenten bei solchen Eingriffen zusehen zu lassen. Die Reaktion dieser sonst recht abgehärteten jungen Damen und Herren ist sehr stark (sie reicht manchmal bis zur Übelkeit), wenn mit der Curette oder Abortzange einzelne Arme und Beine, Darm und schließlich der Kopf des Embryos herausbefördert werden. „So haben wir uns das nicht vorgestellt", ist die einstimmige Meinung der angehenden Ärzte. Man sollte den lautstarken Verfechtern (und Verfechterinnen) der völligen Freigabe der Abtreibung Gelegenheit geben, dabei zuzusehen. Viele würden ihre Ansicht revidieren, meine ich."

Auch *Dietel* verlangt vom Gesetzgeber einen klaren Indikationskatalog. In diesem: „ . . . sollte auch die soziale Indikation ihren Platz haben. Im Gegensatz zu manchen meiner

[1]) Anm. 9

Kollegen bejahe ich diese soziale Indikation und trete bei einem sonst nicht zu beseitigenden Notstand für den Abbruch der Schwangerschaft ein. Selbstverständlich unter Einschaltung der Gutachterstelle".

In einem dem Autor zugeleiteten Entwurf hat *Dietel* folgendes Konzept erarbeitet:

„Vorschläge zum § 218

1. *Der Grundsatz der Unantastbarkeit der Leibesfrucht und der Strafbarkeit ihrer Beseitigung muß erhalten bleiben.*
2. *Eine Liberalisierung, die Grenzsituationen berücksichtigt, ist notwendig und vertretbar.*
3. *Dafür soll ein Indikationskatalog aufgestellt werden, der die Straflosigkeit eines Schwangerschaftsabbruchs festlegt.*
4. *Neben der heute schon geltenden medizinischen Indikation sollte noch aufgenommen werden die ethische (Notzucht), die humanitäre (kindliche) und unter besonderen Voraussetzungen auch die soziale Indikation.*
5. *Die Genehmigung muß von einer Gutachterstelle ausgesprochen werden.*
6. *Die Gutachterstelle muß mit Hilfsmöglichkeiten ausgerüstet sein, um bei einer Ablehnung der Schwangeren eine wirkungsvolle Hilfe bieten zu können.*
7. *Die Unterbrechung darf nur in einem Krankenhaus oder in einer entsprechend eingerichteten Klinik vorgenommen werden.*
8. *Die Information der Bevölkerung über Konzeptionsverhütung muß intensiviert werden. Die Arbeit der PRO-FAMILIA sollte nachdrücklich gefördert werden."*

Gutachterstellen – ja oder nein?

Wie bei den meisten Erörterungen, die sich auf den legalen und illegalen Schwangerschaftsabbruch beziehen, werden auch in der Frage der Gutachter- oder Beratungsstellen höchst unterschiedliche Meinungen vertreten. In der Bundesrepublik Deutschland und Berlin (West) wird derzeitig das Verfahren – je nach Länderrecht mit kleinen Abweichungen – wie folgt gehandhabt:

1. *Die Antragstellerin bittet den Arzt ihres Vertrauens um eine ärztliche Begründung zum Schwangerschaftsabbruch.*

2. *Der im allgemeinen vom Hausarzt, einem Gynäkologen oder in letzter Zeit häufiger von einem Psychiater ausgestellte Antrag wird bei der Gutachterstelle für Schwangerschaftsabbruch der Ärztekammer eingereicht.*
3. *Der Leiter dieser Gutachterstelle prüft den Antrag auf seinen ordnungsgemäßen Inhalt und beauftragt zwei voneinander unabhängige Gutachter zur Abgabe eines gutachterlichen Bescheides.*
4. *Wird der Antrag von beiden oder von einem Arzt abgelehnt, kann*
5. *ein Obergutachter angerufen werden, der nunmehr verbindliche Entscheidung erteilt.*
6. *Der genehmigte Antrag ist Voraussetzung für die legale Abrasio durch einen approbierten Arzt.*

Der Einwand, das Aufsuchen eines Gutachters sei einem Canossagang gleichzustellen, ist nur bedingt richtig. Medizinische Begutachtungen werden täglich und allerorts im Gesundheitswesen vorgenommen zur Erlangung von Sozialbeihilfe, zur Bescheinigung der Arbeits- oder Dienstfähigkeit, zur Durchführung von Heil- und Rentenverfahren, Attestierungen für Prüf- und Einstellungsgesuche – um nur einige zu nennen. Es wäre ungerecht und unsachlich, würde man alle diese gutachterlichen Verfahren als erniedrigende Bittstellerei disqualifizieren.

Tabelle 32: Legale Schwangerschaftsunterbrechungen im Deutschen Reich 1932 bis 1939 und in der Bundesrepublik Deutschland 1950–1970

Jahr	Ausgeführte Anträge (absolut)
1932	43 912
1938	2 732
1939	2 275
1950	10 320
1952	7 116
1954	5 038
1959	2 931
1968	2 863
1969	3 417
1970	5 462

Quelle: H. Harmsen, erweitert vom Autor.

Mit dem Antrag auf Schwangerschaftsabbruch ist es nicht anders, zumal wir in unserem Land den großen Vorteil der freien Arztwahl haben. Keine Frau ist gezwungen, zu einem als stockkonservativ oder moralisierend bekannten Mediziner zu gehen, sondern es steht ihr frei, den Arzt ihres Vertrauens selber zu wählen. Der gutachterlich tätige Arzt, von der Ärztekammer bestellt, ist an das jeweilige Gesetz gebunden und soweit in seinem Ermessen nach bestem Wissen und Gewissen verpflichtet, zu entscheiden. Um möglichen Mißgriffen entgegenzutreten bzw. zu korrigieren, ist, wie allgemein üblich, ein zweiter Gutachter und im Ablehnungsfalle ein Obergutachter zu hören. Das derzeitige System ist also durchaus korrekt aufgebaut[1]).

Anders ist die Frage, ob man in Zukunft überhaupt Gutachterstellen mit verbindlicher Legitimation oder Beratungsstellen mit unverbindlicher Funktion schaffen sollte. Gutachterstellen, heißt es, haben das Odium staatlicher Bevormundung an sich und seien der Würde und Emanzipation der Frauen nicht zuzumuten. Besonders schwer wiegt der Einwand, daß staatliche Gutachterstellen von der Schwangeren von vornherein gemieden werden in der Sorge, bei eventueller Ablehnung sich den Weg zu illegalem Abbruch zu verbauen. Die aus Dänemark vorliegenden Erfahrungen zeigen das Gegenteil, wie aus Tabelle 4 abzulesen ist: Von Jahrzehnt zu Jahrzehnt steigen die Abortanträge, die über Mütterhilfszentren gestellt werden. Waren es 1940 nur 344 Frauen, die diesen Weg wählten, waren es 1970 8761 Frauen, ein sehr eindringlicher Beweis, daß richtig geführte Beratungsstellen keinen Sperrmechanismus bei der Schwangeren auslösen.

Man muß davon ausgehen, daß die Schwangere zunächst einmal mit sich allein ist, höchstens von dem Schwängerer oder einer Freundin beraten wird. Daß diese – insbesondere auch Ehemänner – oft keine echte Hilfe zu geben vermögen, ist hinlänglich bekannt. Deshalb ist es wichtig, ein Gegengewicht zu schaffen, indem man der Schwangeren Aufklärung

[1]) Anm. 10

und Möglichkeit zu einem Gespräch gibt, das die negativen Impulse auffangen kann.

Man kann die Situation auch so sehen:

> „Der Einwand, daß auch solche Gutachter- oder Beratungsstellen den illegalen Abort nicht aus der Welt schaffen werden, wiegt leicht. Freilich, auch dann, wenn es derartige Stellen gibt, werden vermutlich nicht wenige Frauen den Weg dorthin scheuen und die Illegalität vorziehen. Aber wenn auch nur in zehn Prozent der Fälle geholfen werden kann, muß das geschehen. Und schließlich kann es eine schlechtere als die derzeitige „Lösung" kaum geben *(Roellecke)*."

Auch der Alternativentwurf ist ebenfalls bestrebt, die Beratungsstellen aufrechtzuerhalten und dabei „von aktenmäßiger Erfassung" abzusehen *(Baumann, J.)*.

Dagegen ist im Minderheitsentwurf ein gewisses Mißtrauen gegenüber dem Effekt der Beratungsstellen herauszulesen. Allen gemeinsam ist, daß man die Frau in ihrer Not nicht in die Isolation treiben dürfe.

Schließlich sei vermerkt, daß so gut wie in allen Ländern Beratungsstellen in irgendeiner Form existieren mit Ausnahme der UdSSR, verschiedener Staaten der USA, China, Japan, und für bestimmte Indikationen in Dänemark und in der Deutschen Demokratischen Republik.

Über die Tätigkeit der Gutachterausschüsse der Ärztekammern in den Ländern der Bundesrepublik Deutschland einschl. Berlin (West) in den Jahren 1968–1970 gibt Tabelle 33 Aufschluß. Folgende Fakten lassen sich aus diesen Zahlenangaben ableiten:

1. *Ein Trend zu großzügigerer Handhabung ist in den letzten drei Jahren zu erkennen. Die Steigerung der ausgeführten, genehmigten Schwangerschaftsabbrüche ist von 2863 im Jahre 1968 auf 5462 (1970) angestiegen, was einem Bundesdurchschnitt von 2,90 (1969) auf 4,63 (1970) entspricht bezogen auf 10 000 Frauen zwischen 15 und 44 Jahren.*
2. *Der Anstieg in den Jahren 1969 bis 1970 von 59,8% ist signifikant für eine zeitgerechtere Beurteilung.*
3. *Das gleiche gilt für den Prozentsatz der Ablehnungen: 1969 wurde noch jeder 4. Antrag abgewiesen (25,7%), 1970 jeder 5. Antrag (20,2%).*

Tabelle 33: Anträge auf Schwangerschaftsunterbrechungen; Häufigkeitsziffern 1968 bis 1970

A	B	C			D			E			F	
Bundesland	Frauen (i. 1000) p. 31. 12. 1969 i. Alter 15–44 J.	Gestellte Anträge			Abgelehnte Anträge			Ausgeführte Anträge			Ausgeführte Schwangerschafts-abbrüche an 10 000 Frauen 15–44 Jahre in %	
		1968	**1969**	**1970**	**1968**	**1969**	**1970**	**1968**	**1969**	**1970**	**1969**	**1970**
Baden-Württemberg	1 762,4	491	541	730	141	120	145	350	421	585	2,39	3,32
Bayern	2 059,1	169	193	274	78	61	75	91	132	199	0,64	0,97
Berlin (West)[1])	380,6	222	194	329	45	29	32	177	165	297	4,34	7,80
Bremen	146,4	60	58	77	18	17	32	42	41	45	2,80	3,07
Hamburg	349,2	961	929	1215	138	80	43	823	849	1172	24,31	33,56
Hessen	1 053,6	489	557	626	119	118	89	370	439	537	4,17	5,10
Niedersachsen	1 317,5	828	995	2217	218	183	287	610	812	1930	6,16	14,65
Nordrhein-Westfalen	3 336,9	336	429	603	140	129	187	196	300	416	0,90	1,25
Rheinland-Pfalz	693,1	86	102	136	27	27	39	59	75	97	1,08	1,40
Saarland	222,4	24	17	32	11	5	8	13	12	24	0,54	1,08
Schleswig-Holstein	475,2	188	266	605	56	95	445	132	171	160	3,60	3,37
Bundesrepublik Deutschland und Berlin (West) insgesamt	11 796,4	3854	4281	6844	991	864	1382	2863	3417	5462	2,90	4,63
Zu- bzw. Abnahme zum Vorjahr (in Prozent)		–	11,1	59,9	–	–12,8	60,0	–	19,4	59,8	–	62,63
% zu gestellten bzw. ausgeführten Anträgen		–			25,7	20,2	20,2	74,3	79,8	79,8		

4. *Die Aufschlüsselung nach den einzelnen Ländern ergibt eine besonders hohe Abortrate: 10 000 Frauen zwischen 15 und 44 Jahren in H a m b u r g mit 24,31. In großem Abstand folgt N i e d e r s a c h s e n mit 6,16. Vergleicht man den Stadtstaat H a m b u r g mit dem ‚Inselstaat' B e r l i n (W e s t), so ergibt sich eine große, nicht zu erwartende Diskrepanz, liegt doch Berlin mit 4,34 um das fast Sechsfache niedriger als Hamburg.*
5. *Länder mit v o r w i e g e n d k a t h o l i s c h e r B e v ö l k e r u n g haben eine niedrige Durchschnittsziffer: Saarland 0,54, Bayern 0,64 und Nordrhein-Westfalen 0,90.*

Es bleibt zu hoffen, daß die Kluft zwischen Bevölkerung und Ärzteschaft, die sich mancherorts im Gesundheitswesen bei uns anzeigt, nicht breiter wird. Das ‚Problem § 218' gehört zu diesen neuralgischen Punkten. Denn die gewisse Zunahme der legalen Schwangerschaftsabbrüche in den vergangenen drei Jahren kann nicht darüber hinwegtäuschen, daß die Diskrepanz zwischen legaler und illegaler Schwangerschaftsbeendigung erschreckend groß ist – nach wie vor!

Das Verhältnis von 6000 legalen Schwangerschaftsabbrüchen zu 200 000–400 000 illegalen Aborten spricht eine allzu deutliche harte Sprache[1])!

Fristenlösung gegen Indikationskatalog

Es wäre glücklicher, wenn anstatt der Alternative : Fristenlösung – Indikationslösung die Bestrebungen sich vorrangig konzentrierten auf Überführung des illegalen Abortes in legalen Schwangerschaftsabbruch. Dies umso mehr, als das Abgrenzen von Fristen weitere Fragwürdigkeiten in sich birgt[2]). Die Festlegung einer Grenze ist in jedem Falle irgendwo und irgendwann willkürlich. Dennoch muß man sich zur Verantwortung selber aufrufen und den ‚Schmerz der Grenze' ertragen. Das gilt auch für die sogenannte Drei-Monatsfrist oder – nach *Hinrichsen* – der Zwei-Monatsfrist.

[1]) Einzelheiten hierzu auch bei *Pross, H.*, Abtreibung, Motive und Bedenken. Kohlhammer 1971.

[2]) Anm. 11

Baumann zieht einen Vergleich zwischen Anfang und Ende des Lebens hinsichtlich des Ein- bzw. Aussetzens der Hirnströme. Im einzelnen heißt es:

„Bei der 3-Monatsfrist hatten wir bedacht, daß jedenfalls bis zu diesem Zeitpunkt ein Eingriff noch relativ ungefährlich ist; ferner, daß jedenfalls nach 3 Monaten der Eingriff den Ärzten auch psychologisch nicht zumutbar erscheint. Hinzuweisen ist auch auf die früher von der Scholastik angenommene 80-Tage-Frist der Beseelung. Woher wissen wir eigentlich, daß das, was die Theologen heute sagen, die richtige Stellungnahme ist? Immerhin ist nicht ganz unerheblich, daß solche Auffassungen späterer Beseelung (Sukzessivbeseelung) schon einmal vertreten worden sind. Außerdem liegen bis zu 3 Monaten noch keine Hirnströme vor. Da wir heute den Todeszeitpunkt beim Menschen nach dem Aufhören der Hirnströme bestimmen, spricht manches dafür, den Beginn menschlichen Lebens nach dem Einsetzen der Hirnströme zu fixieren" [24].

Zwischen Blastemzeit, Embryonalzeit und Reifungsperiode bzw. Fetalzeit ist selbst für Anatomen und Embryologen die zeitliche Abgrenzung schwierig. *Hinrichsen,* Anatom an der Ruhr-Universität in Bochum, machte bei der Öffentlichen Anhörung dazu folgende Ausführungen [25]:

„Am Ende des dritten Monats nach der letzten Menstruation, also zweieinhalb Monate nach der Befruchtung (und damit sechs Wochen später als eben beschrieben), hat der Embryo einen Entwicklungszustand erreicht, in dem die Voraussetzungen für den Beginn definitiver Organfunktionen und eigener Reagibilität weitgehend gegeben sind. Der Embryo ist über 5 cm, also 55 mm, groß. Die morphologische Teilung des Herzens in alle vier Herzräume ist vollzogen. Die Darmdrehung und die Reposition des sogenannten physiologischen Nabelbruchs ist erfolgt, die Gesichtsbildung beendet, die Gliederung der Extremitäten, also der Gliedmaßen einschließlich der Finger, ist abgeschlossen; das Skelett ist in den mittleren Abschnitten der langen Röhrenknochen diaphysär verknöchert. Die Lunge befindet sich in der mittleren Phase ihrer Ausbildung, der sogenannten glandulären Phase, der sekundäre Gaumen in der Schließbewegung. Es bilden sich zu diesem Zeitpunkt die primäre Hirnrinde – also noch nicht die definitive Hirnrinde, sondern ihr Vorläufer – und die Mehrschichtigkeit der Netzhaut des Auges. Die Gliedmaßen sind bereits seit über 2 Wochen aktiv beweglich. Der Embryo reagiert auf Berührung mit gerichteten Bewegungen, wie aus amerikanischen Filmbeobachtungen an abgebrochenen Schwangerschaften bekannt ist.

Der Übergang von Embryonal- zur Fetalzeit ist fließend. Er ist durch das Einsetzen definitiver Organfunktionen gekennzeichnet. Unter ihnen kommt der selbständigen und koordinierten Beweglichkeit des Embryo als Anzeichen des Reifegrades besondere Bedeutung zu. Soweit eine Schwangerschaftsunterbrechung nicht aus medizinischen Gründen oder wegen der Schädigung der Leibesfrucht angezeigt ist oder erst in einer späteren Entwicklungsphase als notwendig erwiesen werden kann, sollte ein Schwangerschaftsabbruch vor dem Ende des zweiten Entwicklungsmonats nach der Befruchtung erfolgen."

Hinrichsen plädiert also für eine Freigabe bis zum Ende des zweiten Schwangerschaftsmonates im Gegensatz zur allgemein diskutierten und in anderen Staaten bereits praktizierten Drei-Monatsgrenze. Ob der theoretisch richtige Ansatz allerdings praktikabel ist, ist fraglich. *Kepp* vertritt die Ansicht, die Fristenlösung diene nicht der freiheitlichen Entscheidung der schwangeren Frau, sondern setze die Frau „. . . verstärkt einem Druck des Mannes (aus), den Abbruch der Schwangerschaft ausführen zu lassen." *Kepp* setzt kein Vertrauen in die

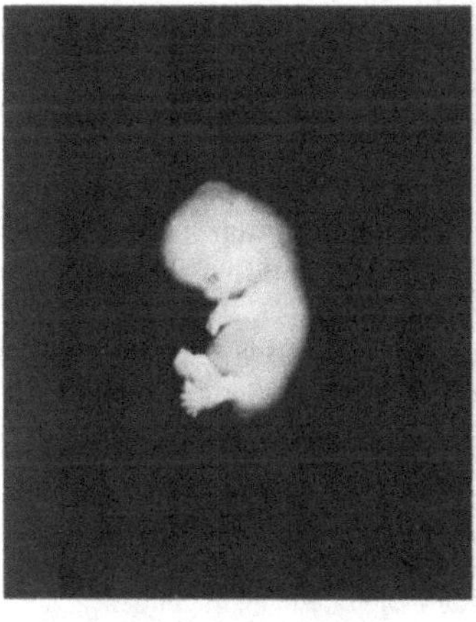

Abb. 1. Embryo am Ende des 2. Monats, natürliche Größe

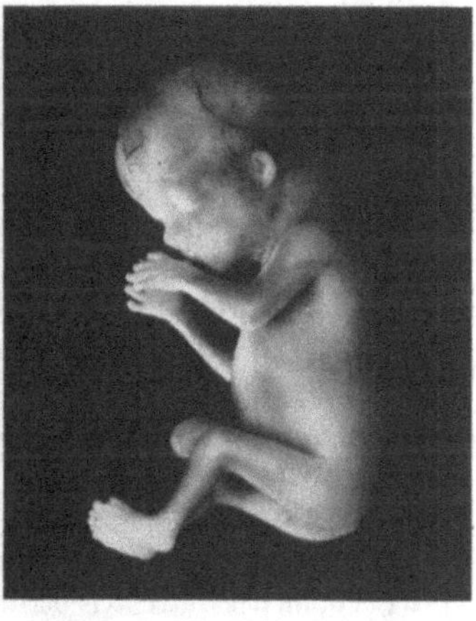

Abb. 2. Embryo am Ende des 3. Monats, natürliche Größe

(Material freundlicherweise zur Verfügung gestellt von Herrn Prof. Dr. med. Hinrichsen, Bochum)

im Alternativentwurf vorgesehenen Beratungsstellen. Im Öffentlichen Hearing sagte er hierzu:

> *„Bei der Fristenlösung wird die Bedeutung der Beratungsstellen weit überschätzt. Die Erfahrungen in den osteuropäischen Staaten, in denen eine entsprechende Beratung vorgeschrieben ist – nicht in allen –, zeigen eindeutig, daß sich zahlreiche Frauen scheuen, ihr Intimproblem irgendeiner Stelle zu offenbaren, und eher die illegale Abtreibung vorziehen. Die Liberalisierung des Schwangerschaftsabbruchs führt demnach bei weitem nicht zu einem bedeutenden Rückgang des illegalen Schwangerschaftsabbruchs, wie nicht nur die Erfahrungen in Ostblockstaaten, sondern auch in den skandinavischen Ländern zeigen. Die Fristenlösung ist somit zu einer gewissen Unwirksamkeit gegenüber dem verdammt, was sie eigentlich bezweckt“*[1]) [25].

Die graphischen Darstellungen und Statistiken aus vielen Ländern der Erde widerlegen die *Kepp*'sche Hypothese, denn allerorts wächst das Vertrauen zu den Beratungsstellen, wie die steigenden Zahlen z. B. für die in den dänischen Mütterhilfszentren Rat suchenden Frauen (s. Tabelle 4) zweifelsfrei beweisen.

Fristenlösung oder Indikationskatalog?

Eine Gegenüberstellung des Für und Wider ergibt eine Fülle von Gesichtspunkten, die jeweils ernstgenommen werden müssen. Jede Aussage, jeder Einwand hat nur relative Beweiskraft; absolut überzeugend ist kaum eine.

Konflikt und Widerspruch ergeben sich unverzüglich. Alles läuft darauf hinaus, aus gutem Glauben und aus ehrlicher Überzeugung einen Kompromiß anzustreben, der nach Lage der Dinge am ehesten geeignet ist, keiner Seite ein absolutes Vorrecht einzuräumen.

[1]) Das Votum des Gutachters dürfe den Operateur nicht binden. „. . . und zwar weder bei Bejahung noch bei Ablehnung.“ (*Kepp* im Ö.H., S. 2152). Das würde im Endeffekt darauf abzielen: „Alle Macht den Gynäkologen!“ Gerade aber dieses widerspricht den in unserer Gesellschaft heute wachgewordenen Tendenzen.

Gegenüberstellung
von

Indikationskatalog	Fristenlösung
1. Schutzwürdigkeit und -bedürftigkeit des werdenden Lebens als primum movens	Sekundäre Bewertung des werdenden Lebens bis zur 12. Schwangerschaftswoche (Prae-humane Phase)
2. Isolierung der Frau, da Sorge um Verfolgung bei Ablehnung ihres Antrages	Keine Angst vor Beratungsstellen, da Ablehnung folgenlos
3. Obligate medizinische Ärztekammer-Gutachterstellen; behördliche Kontrolle und Registrierung	Fakultative sozial-medizinische Beratungsstellen
4. Gefahr des Fortbestehens der illegalen Abtreibungen; Schwarzhonorare für illegale Abtreibung bleiben unsozial	Illegale Abtreibungen sinken, Schwarzhonorare entfallen
5. Richterliche Funktion des Arztes, regionale Unterschiede unvermeidlich	Arzt als unverbindlicher Berater; regionale, z. B. konfessionelle Unterschiede unerheblich
6. Schutz der Frau vor gesundheitlichen Gefahren vorrangig	Verminderter Schutz der Frau vor gesundheitlichen Schäden durch häufigere induzierte Aborte
7. Rücksichtnahme auf Berufsethos und Berufsausübung der Gynäkologen	Zwangsläufig Gewissens- und Berufskonflikte der Gynäkologen; Spaltung der Gynäkologen in zwei Sektionen
8. Schwangerschaftsabbruch stets Notfallösung	Schwangerschaftsabbruch de facto wesentliches Moment der Familienplanung

9. Schwangere wird bei Abbruch entlastet	Schwangere bleibt psychologisch belastet
10. Zufallsbestrafung	entfällt zu > 90%
11. Indirekte Bevorzugung der redegewandten, sozial und finanziell bessergestellten Frauen	Gleichstellung von sogenannten Privilegierten und Unterprivilegierten
12. Fremdbestimmung der Frau	Selbstbestimmung der Frau
13. Schutzwürdigkeit des ungeborenen Lebens, unantastbar und unabhängig von der Einstellung anderer, einschließlich der Gravida	Einstellung der Gravida vorrangig, aber auch vermehrter Druck der Umgebung, z. B. des Schwängerers (Zeitfaktor bis zur 12. Schwangerschaftswoche)
14. Folge: Wunschkind oder Zwangskind	Folge: Wunschkind

G. Die kriminelle Abtreibung

Wer Not und Elend des ‚kriminellen' Abortes im üblichen Sinne des Wortes bagatellisiert, dem sollte man die erschütternde Bildersammlung aus dem gerichtsmedizinischen Institut der Universität Berlin vor Augen halten, die *Gesenius* [26] seinen ‚Gedanken zum Abortproblem' beigefügt hat. Man muß schon ein gefühlsloser Psychopath par excellence sein, wenn man angesichts dieses entsetzlichen Grauens, zu dem Menschen fähig sind, um eine Schwangerschaft gewaltsam zu beenden, ohne inneres Engagement bleibt. Das Ausmaß der Selbst- bzw. Fremdverstümmelungen, zu denen Frauen und Fremdabtreiber fähig sind, ist eines der entscheidenden Gründe, warum der derzeitige § 218 endlich geändert werden muß[1])! Der Strafrechtler und einer der Verfasser des Mehrheitsentwurfs *Baumann* sagt hierzu:

> „Erst wenn man diesen gesamten Berg an Verzweiflung und Elend, die gesamte Zahl von zu Hause entlaufener junger Mädchen, abgeglittener Jugendlicher, verstörter und zutiefst getroffener Eltern zusammen sähe, könnte man ermessen, wie die kriminalpolitische Wirklichkeit um den § 218 StGB aussieht"[2]) [24].

Daß die jetzigen Strafbestimmungen faktisch wirkungslos sind, ergibt die Relation von illegalen Aborten und erfaßten Straftätern (Tabelle 34).

Über die Dunkelziffer der illegalen Aborte liegen die widersprechendsten Angaben vor. Es liegt im Wesen einer Dunkelziffer, daß sie auf Schätzungen und Vermutungen beruht und einer exakten Nachprüfung nicht zugänglich ist. Umso mehr muß man vor Über- und Untertreibungen warnen. Manche

[1]) Anm. 12

[2]) Einzelheiten hierzu siehe auch: § 218. Dokumentation eines 100jährigen Elends. Hrsg. Luc Jochimsen. Konkret Buchverlag Hamburg 1971.

Tabelle 34: Abtreibung in Zahlen

Gegenstand	1955[1])	1960[1])	1965	1966	1967	1968	1969[2])	1970
Bekanntgewordene Abtreibungsfälle								
Anzahl	5746	3963	2165	1773	2369	1687	1005	771
Je 100 000 Einwohner (Straftatenziffer)[3])	11,5	7,6	3,7	3,0	4,0	2,8	1,7	1,3
Aufgeklärte Abtreibungsfälle								
Anzahl	5239	3586	1948	1578	2180	1547	925	718
Je 100 bekanntgewordener (Aufklärungsquote)	91,2	90,5	90,0	89,0	92,0	91,7	92,0	93,1
Polizeilich ermittelte (strafmündige) Täter								
Anzahl	6476	4310	2435	1968	2469	1976	1150	882
Je 100 000 strafm. Einw. (Täterziffer)[4])	16,2	10,4	5,3	4,2	5,3	4,2	2,4	1,8
Rechtskräftig Abgeurteilte (Angeklagte)								
Anzahl	2939	2143	1137	827	848	715	735	432
Je 100 ermittelte (strafm.) Täter (Anklagequote)	45,4	49,7	46,7	42,0	34,3	36,2	63,9	49,0
Rechtskräftig Verurteilte (nach § 218 StGB insgesamt)								
Anzahl	2306	1823	946	676	704	599	603	319
Je 100 Abgeurteilte (Verurteilungsquote)	78,5	85,1	83,2	81,7	83,0	83,8	82,0	73,8
Je 100 000 strafm. Einw. (Verurteiltenziffer)[5])	5,8	4,4	2,0	1,4	1,5	1,3	1,3	0,7

Verurteilte Männer	719	617	329	217	184	180	204	123
Frauen								
Anzahl	1587	1206	617	459	520	419	399	196
Je 100 Verurteilte insgesamt (Beteiligung)	68,8	66,2	65,2	67,9	73,9	69,9	66,2	61,4
Je 100000 strafmündige Frauen (Geschlechtsspezifische Verurteiltenziffer)	7,4	5,4	2,5	1,8	2,1	1,7	1,6	0,8
Verurteilte wegen Selbstabtreibung (§ 218 Abs. 1 StGB)								
Anzahl	1033	802	382	285	376	299	280	119
Je 100 wegen Abtreibung verurteilte Frauen (Anteil)	65,1	66,5	61,9	62,1	72,3	71,4	70,2	60,9
Je 100000 strafm. Frauen	4,8	3,6	1,5	1,1	1,5	1,2	1,1	0,5
Verurteiltenziffer 1955 = 100 (Meßzahlen)	100	75,0	31,3	22,9	31,3	25,0	22,9	10,4
Im Alter von . . . bis unter . . . Jahren								
14–18: Anzahl (Jugendliche)	61	47	30	18	19	16	18	9
Je 100 wegen Selbstabtreibung Verurteilte (Beteiligung)	5,9	5,9	7,9	6,3	5,1	5,4	6,4	7,6

Gegenstand		1955[1])	1960[1])	1965	1966	1967	1968	1969[2])	1970
18–25:	Anzahl (heranwachsende und Jungerwachsene)	440	379	183	125	181	138	135	70
	Je 100 wegen Selbstabtreibung Verurteilte	42,6	47,3	47,9	43,9	48,1	46,2	48,2	58,8
	Je 100000 Frauen gleichen Alters (Altersspezifische Verurteiltenziffer)	17,4	12,3	6,6	4,7	7,1	5,4	5,2	2,7
25–40		484	335	148	124	167	135	117	37
40–50		48	41	21	18	9	10	10	3
14–50:	Anzahl	1033	802	382	285	376	299	280	119
	Je 100000 Frauen gleichen Alters (Partielle Verurteilten-ziffer)[6])	7,5	5,9	2,7	2,0	2,6	2,1	1,9	0,8
Verurteilte wegen Fremdabtreibung (§ 218 Abs. 3 StGB)									
insgesamt		1237	1007	558	389	324	297	321	194
Männer		697	607	326	215	183	178	203	121
Frauen: Anzahl		540	400	232	174	141	119	118	73
Je 100 wegen Fremdabtreibung Verurteilte (Beteiligung)		43,7	39,7	41,6	44,7	43,5	40,1	36,8	37,6
Je 100000 strafmündige Frauen		2,5	1,8	0.94	0,70	0,56	0,47	0,47	0,29

Verurteilte wegen Beschaffung von Abtreibungs-Mitteln (§ 218 Abs. 4 StGB)	36	14	6	2	4	3	2	6
Wegen Abtreibung Einsitzende insgesamt (am 31. 3.)	–	–	86	80	63	55	33	29
Männer	–	–	40	42	33	29	22	21
Frauen	–	–	46	38	30	26	11	8

[1]) 1955 und 1960 Bundesgebiet ohne Saarland und Berlin.
[2]) Abgeurteilte und Verurteilte, vorläufige Ergebnisse.,
[3]) Bekanntgewordene,
[4]) ermittelte,
[5]) rechtskräftig festgestellte Abtreibungskriminalität,
[6]) oder bereinigte Verurteiltenziffer, da nur Frauen im empfängnisfähigen Alter die Straftat „Selbstabtreibung“ begehen können (Verurteiltenzahlen in der Altersgliederung 15 bis unter 45 Jahre stehen nicht zur Verfügung).

Quelle: Statistisches Bundesamt, Wiesbaden, VII A.

Tabelle 35: Schätzungen der illegalen Abtreibungen in der Bundesrepublik Deutschland und in verschiedenen Staaten

Staat	Berichtsjahr bzw. Autor		Anzahl	
Bundesrepublik Deutschland	Kehler	–		2 000 000
Bundesrepublik Deutschland	Wösener	(1970)		800 000
Bundesrepublik Deutschland	Hertz	–		500 000
Bundesrepublik Deutschland	Döring	(1971)		400 000
Bundesrepublik Deutschland	Oehlert	(1970)		320 000[1])
Bundesrepublik Deutschland	Deschler	–		200 000
Bundesrepublik Deutschland	Schultze	(1971)		113 000
Bundesrepublik Deutschland	Prill	(1971)		70–90 000
Bundesrepublik Deutschland	Bökamm	(1972)		50 000
Bundesrepublik Deutschland	Staemmler	(1972)		146 000
Großbritannien	Jackson			
	vor 1967	–		110–150 000
	nach 1968			45 000
Frankreich	Douschen	–	max.	1 200 000
			min.	300 000
Dänemark	1960		max.	16 000
			min.	5 000
Ungarn	1950		um	100 000
Rumänien	1966			351
Tschechoslowakei	vor 1956			300 000
	1957			15–20 000
	1960			10 000
Polen				80 000
DDR	Mehlan		min.	60 000
	1960		max.	120 000
UdSSR	Mehlan		max.	2 000 000
	Ross		min.	750 000
USA	Tietze		max.	1 500 000
			min.	200 000
Japan	1960			2 000 000
Österreich	Husslein 1970			70 000

[1]) Davon 180 000 bei unverheirateten Frauen, 140 000 bei verheirateten Frauen.

Zahlenangaben sind geradezu grotesk und offensichtlich zweckdienlich zur Stützung einer subjektiv-emotionalen Theorie mehr oder weniger bewußt verfärbt. Politisch pragmatische Programme, religiöse, durch Dogmen verfestigte Moralanschauungen oder ethisch fundierte Ideen steuern das ihre zur Manipulation dieser Zahlen bei. Die Schätzungen schwanken zwischen 80 000 und 2 Millionen illegaler Eingriffe in der Bundesrepublik, sie zeigen die ganze Hilflosigkeit in der Erfassung dieses Problems (Tabelle 35).

Prill macht auf 4 Grundirrtümer aufmerksam, die mitverantwortlich für die teilweise absurden Schätzangaben sind:

1. Es wurde von Großstadtkliniken mit überrepräsentierter, sozial niedriger Klientel auf die Gesamtbevölkerung geschlossen.
2. Es wurden Vergleiche von Ländern mit freier Abtreibung, aber auch sehr hoher Fertilitätsquote und fast fehlendem antikonzeptivem Verhalten zur Erklärung der Dunkelziffer herangezogen.
3. Die Anzahl der Fehlgeburten wird mit Abtreibungen gleichgesetzt.
4. Die Häufigkeit kompletter ambulanter Abtreibungen wird erheblich überschätzt[1]).

Tabelle 35 zeigt Minimal- und Maximalschätzungen in der Bundesrepublik und in anderen Ländern; möglicherweise liegt die Wahrheit – wie so oft – in den Mittelwerten. *Von Rohden* hat 1963 eine Zusammenstellung veröffentlicht, die ähnliches Material widergibt (s. Anhang)[2]).

Statistisch am klarsten hat sich *K. W. Schultze* [14] zur Abortsituation in der Bundesrepublik geäußert. Er setzt Schwangerschaft und Geburt in Beziehung zu Spontanabort und möglicher eingeleiteter Fehlgeburt. Im einzelnen heißt es:

[1]) Aus einem Vortrag a. d. 154. Sitzung vom 4. 12. 1971 vor der Niederrheinisch-Westfälischen Gesellschaft für Gynäkologie und Geburtshilfe in Düsseldorf.

[2]) Anm. 13

„Ansatz für Schätzungen der Abtreibungsquote

Um sich ein Bild zu machen von dem Anteil der Abtreibungen an unserem Zahlengut, kann man mehrere Wege gehen. Der unergiebigste ist sicher der, die Frauen zu fragen. Wir tun dies zwar, verwerten es aber zahlenmäßig nicht. Christopher Tietze, der bekannte amerikanische Bevölkerungsstatistiker, hat anhand großer Zahlenreihen wahrscheinlich gemacht, daß etwa 10% aller Konzeptionen nach dem 2. Monat in einem unerwünschten Spontanabort enden. Die Zahl der Abtreibungen läßt sich auch dadurch errechnen, daß sämtliche anfallenden Fehlgeburten mikroskopisch untersucht werden. Man kann dabei den Anteil der Abortiveier, die etwa die Hälfte der Spontanaborte ausmachen, genau bestimmen. Der Anteil der Abortiveier an der Summe aller Aborte ist in der Berichtszeit um das Vierfache angestiegen, während die Zahl der zugegebenen Abtreibungen von 41 auf 22% abgefallen ist. Wenn wir diese Zahl zugrunde legen, können wir durch Abzug dieser Werte von der Summe aller Aborte die Zahl der Abtreibungen schätzen. Auf unser Material übertragen, ergibt dies die in der nachfolgenden Tabelle dargestellten Verhältnisse. Aus dieser Übersicht ersieht man, daß bei uns zu Beginn der Berichtszeit 1 Abtreibung auf 2,1 Geburten kam und zuletzt auf 18,6 Geburten.

	1949–53	1954–58	1959–63	1964–68	1969–70	
Schwangerschaften	6671	6831	7766	11 195	9265	(3906)
wahrsch. Spontanabtreibung	667	683	776	1 119	925	(390)
wahrsch. Abtreibung	1932	1183	1032	745	525	(209)
Quotient Abtreibung/Geburt	2,1	4,2	5,7	12,5	15,8	(18,6)

Wir haben uns bemüht, stichprobenartig eine Übersicht über das Zahlengut unserer weiteren Umgebung zu gewinnen. Zu diesem Zweck wurden alle Ärzte des Stadt- und Landgebietes Bremerhaven angeschrieben und von ihnen die Zahl der Fehlgeburten erbeten, die sie 1967 behandelt hatten. Bei dieser Befragung ergab sich zunächst ganz allgemein, daß Aborte in der Außenpraxis heute nur noch selten behandelt werden. Hier geht, ähnlich wie bei den Entbindungen, der Trend vom Haus zur Klinik. Der Aufwand, der mit einer ambulanten Abortbehandlung verbunden ist, ist zu groß.

1967 haben in unserem Raum bei rund 200 000 Einwohnern 3473 Geburten und 646 Aborte stattgefunden. Wir nehmen an, daß unter diesen Aborten rund 300 eingeleitet worden sind. Danach enthält dieses Kollektiv rund 40% Abtreibungen. Den gleichen Wert haben wir in dem Berichtsjahr auch an unserem Material errechnet. Danach kamen 1967, also ohne die Dunkelziffer, auf eine Abtreibung 11,5 Geburten; die erfaßte Abtreibung ist heute nicht mehr sehr häufig.

Gebhardt hat im Rahmen des Konsey-Reports über 5000 Amerikanerinnen aus der Großstadt und aus gehobenen sozialen Schichten interviewt. Er berechnet, daß man demzufolge mit etwa 1% Abtreibungen auf die Gesamtheit der Bevölkerung rechnen kann. Das könnte bei unserem Material für die Zeit von 1949 etwa zutreffen. Für 1967 würde das bedeuten, daß neben den 300 von uns errechneten Abtreibungen noch weitere 1700 Abtreibungen auf Kosten der Dunkelziffer stattgefunden haben. Das halten wir für völlig ausgeschlossen, denn es ist nicht damit zu rechnen, daß alle diese Abtreibungen völlig komplikationslos abgelaufen wären. Erfahrungsgemäß wären uns diese Komplikationen sicher wenigstens zu einem Teil zur Kenntnis gelangt, wie dies früher auch der Fall war. Sofern dies zutrifft, sind sie in unserer Aufstellung enthalten. Die Zahl aus dem amerikanischen Report läßt sich auf unseren Raum mit ländlicher Bevölkerung, die alle Kreise erfaßt, nicht übertragen.
Wir möchten daran festhalten, daß in Gemeinden bis zu 200 000 Einwohnern die Abtreibungsfrequenz, bezogen auf die Geburtenzahl, 8% beträgt. Dies ist sicher bereits hoch gegriffen. Für die Bundesrepublik ergibt sich damit: 1968 wurden in Gemeinden bis zu 200 000 Einwohnern rund 760 000 Geburten gezählt, das entspricht etwa 61 000 Abtreibungen. Wenn wir für größere Gemeinden, unter Berücksichtigung der Dunkelziffer, die dreifache Zahl annehmen, so wären das weitere 52 000 Fälle. Wir haben also insgesamt auf 970 000 Geburten rund 113 000 Abtreibungen oder 1 Abtreibung auf 9 Geburten.

Es soll hier noch einmal betont werden, daß es sich um eine Schätzung handelt, die einen gewissen Wahrscheinlichkeitsgrad für sich hat. Sie sagt, daß das Abtreibungsproblem in der Bundesrepublik bevölkerungspolitisch zwar noch eine Rolle spielt, aber nicht mehr die, die ihr so oft zugesprochen wird. Ihre Größenordnung entspricht etwa der des Spontanabortes“ [14].

Die vom statistischen Bundesamt zur Verfügung gestellten Zahlen (Tabelle 34) zeigen u. a. den auffallenden Rückgang der den Gerichten bekanntgewordenen Abtreibungsfälle: Von 11,5 : 100 000 Einwohnern im Jahre 1955 ein kontinuierliches

Absinken von Jahr zu Jahr bis auf 1,3 : 100 000 Einwohnern im Jahre 1970 bei fast gleichbleibender Zahl der aufgeklärten Abtreibungsfälle (zwischen 89,0 und 93,1 je 100 bekanntgewordenen Fällen). Entsprechend ist die Zahl der rechtskräftig Verurteilten augenscheinlich abgesunken: Von 2306 im Jahre 1955 auf nur 319 im Jahre 1970. Stellt man dagegen die Zahl der sogenannten illegalen Abtreibungen mit ca. 400 000 zum Vergleich, ergibt das eine Aburteilungsquote von 0,8‰! Noch ineffektiver kann ein Gesetz sich wohl kaum auswirken.

Die von *Siebel* et alii [27] erstellte Graphik gibt anschaulich die in Tabelle 34 aufgeführten statistischen Zahlen wieder:

Graphik XIX
Ermittelte Täter, bekanntgewordene und aufgeklärte Straftaten, sowie Abgeurteilte und Verurteilte, 1953–1969

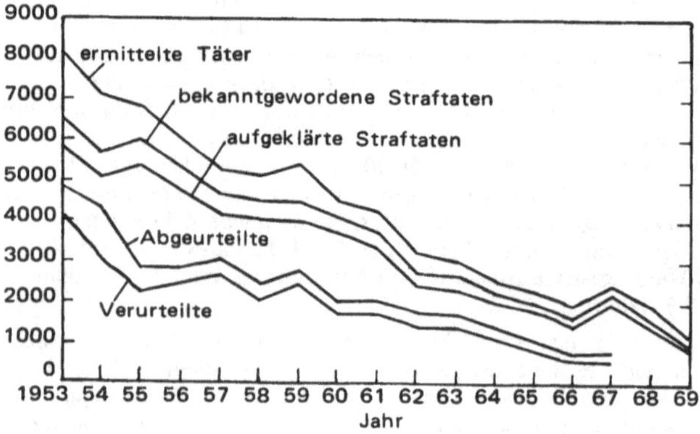

Auch in anderen Ländern ist die Zahl der Verurteilungen durch die Gerichte ungewöhnlich niedrig, wie folgende Tabelle 36 zeigt:

Tabelle 36: Zahl der gerichtlich Verurteilten

Staat	Berichtsjahr	Anzahl
Frankreich	1969	521
Bundesrepublik	1970	432
Österreich	1966	378
Belgien	1967	138
Italien	1959	137
Schweiz	1968	134
Spanien	1966	71
England	1968	60
Holland	1967	30
Griechenland	1960	11
Schweden	1967	9
Portugal	1968	8
Japan	1960	1

n. *Hanack, E.-W.* [24].

Klare Gesetze und unmißverständliche Ausführungsbestimmungen sind unumgänglich. Um subjektiven Entscheidungen bis hin zu willkürlichen Auslegungen von vornherein zu begegnen, haben alle Kulturstaaten gesetzliche Regelungen geschaffen. Wenn *Kepp* fordert, man solle keinen Strafgesetzparagraphen schaffen, so widerspricht das jeder Erfahrung. In einem Diskussionsbeitrag äußerte sich *Kepp* auf dem ersten ärztlichen Fortbildungskursus der medizinischen Fakultät der Justus-Liebig-Universität Gießen über Fragen der Kontrazeption 1967 wie folgt: „Es geht doch letzthin um die Frage, daß wir ein restlos veraltetes Strafgesetz haben. Die Tatbestände, die heute aktuell sind, haben damals noch gar nicht zur Erwägung gestanden, und deshalb kann mit dem heutigen Strafgesetzbuch nichts angefangen werden. Es ist leider im Zuge der Entwicklung unserer Demokratie unterblieben, solche

Dinge innerhalb der gesamten Ärzteschaft zu regeln. Es sollte diesbezüglich überhaupt zu keinem Strafgesetzparagraphen kommen. Es gibt in europäischen Ländern so mächtige Ärzteorganisationen, die imstande sind, diese Fragen in ihren eigenen Reihen zu entscheiden. Je mehr gesetzlich reglementiert wird, um so schwieriger wird es werden. Allerdings, der jetzige Zustand ist unerträglich" (zit. n. *Mergen*).

Daß die Ärzteschaft in ihrer Gesamtheit von sich aus eine Regelung herbeiführen sollte, die sie geschlossen dem Parlament vortragen müßte, ist eine zu beherzigende Forderung, doch stehen ihrer Verwirklichung erhebliche Schwierigkeiten entgegen.

Auch haben wir zu zeigen versucht, daß Schwangerschaftsabbruch eben kein isoliertes medizinisches Problem ist und deshalb die *Kepp*'sche Forderung nach nicht gesetzlicher Regelung unrealistisch ist.

Die Ärzteschaft stellt sich selbst in Frage, wenn sie nicht den Mut zum Umdenken aufbringt. Grundsatzdebatten, die mit pharisäischen Emotionen aufgeladen werden, sind überflüssig. *Poettgen* [4] appelliert an das Selbstvertrauen der Ärzte, wenn er schreibt:

„Hat die Ärzteschaft nicht so viel Vertrauen zu sich selber, daß sie jede Neuregelung des § 218 – wie sie auch immer ausfallen mag – nach bestem Wissen und nach den Regeln ärztlicher Kunst durchzustehen vermag? Selbst dann, wenn der Gesetzgeber sich für die Fristenregelung entscheiden sollte, kann eine in ihrem Selbstvertrauen ungebrochene Ärzteschaft auch ohne Kommissionen ihr ärztliches Ethos praktizieren und den Mißbrauch der Interruptionsmöglichkeit eindämmen.

Was bewegt und welches Ziel verfolgen eigentlich diejenigen, die den status quo beibehalten wollen?

Steckt hinter den gnadenlosen Forderungen, Frauen in dissozialen Verhältnissen Kinder gebären zu lassen – wie das Gesetz es befahl –, nicht mehr patriarchalischer Sadismus als hinter der Tätigkeit der englischen Kollegen, die man als sadomasochistische Dauerauskratzer tituliert?"

Scharf ins Gericht mit den Ärzten geht *Baumann*, der ihnen vorwirft, daß sie sich hinter ethisch fundierten Postulaten verschanzen und die kriminologische Realität ungenügend sehen:

„Überhaupt ist mir bei allen Diskussionen mit Medizinern aufgefallen, daß sie die kriminologische Seite der augenblicklichen Situation völlig außer acht zu lassen geneigt sind. Sie argumentieren, als ob alles in bester Ordnung wäre, keine Abtreibungen durch Kurpfuscher erfolgten und es nur darum ginge, im Legalbereich (also im Bereich geringerer Gefährdung der Schwangeren) die Akzente ein wenig anders zu setzen.

So ist es aber doch gerade nicht! Es sind ja nicht die lege artis durchgeführten Unterbrechungen, die uns zu unserem Vorschlag gebracht haben. Es geht doch darum, die kriminologische Situation endlich zur Kenntnis zu nehmen und kriminalpolitische Überlegungen anzustellen, wie ihr beizukommen sein könnte“ [24].

Der Arzt soll nach Ansicht des Strafrechtslehrers *J. Baumann* an die Stelle des Kurpfuschers und der Engelmacherin treten. Daß Ärzte oft recht schwierige Diskussionspartner sind, liegt nach Ansicht Baumanns an folgendem:

> „Das aber nicht etwa deshalb, weil sie vornehmlich medizinische Gegenargumente gegen die vom Alternativ-Entwurf vorgeschlagene Lösung vorbrächten. Vielfach argumentieren sie im juristischen, sittlichen und theologischen Bereich, wobei die Diskussionsbeiträge im juristischen Bereich etwa einem Diskussionsbeitrag von mir über ein medizinisches Thema vergleichbar sind. Schließlich sind wir Juristen die „Sozialingenieure“, und wir machen den Ärzten auch keine Vorschläge darüber, auf welche Weise sie etwa medizinisch eine Curettage durchzuführen haben. Die sozialen-juristischen Diagnosen und Prognosen mancher Ärzte sind höchst verblüffend. Andererseits soll ein besonderes legitimes Interesse der Ärzteschaft an der Lösung dieses Problems gar nicht bestritten werden. Die Ärzte sind es schließlich, an die der Wunsch nach Abbruch einer Schwangerschaft herangetragen wird. Wir vom Alternativ-Entwurf wollen sie ja, wo das sozial möglich und notwendig ist, an die Stelle der Kurpfuscher und Engelmacherinnen treten lassen“ [24].

In diesem Zusammenhang am fatalsten irreführend sind die Angaben über die angebliche Todesziffer infolge von Aborten.

Da wird von „10 000 Todesopfern und mehr“ gesprochen, die angeblich als Abortfolge pro Jahr bei uns zu beklagen seien. In Wirklichkeit sterben aber jährlich 13 000 Frauen im gebärfähigen Alter zwischen 15 und 45 Jahren insgesamt an Krankheiten aller Art. Absurd der Gedanke, daß mehr als 70% davon Aborttote seien! Vielmehr ist aufgrund von Totenscheinangaben folgende Aufschlüsselung nach Todesarten statistisch gesichert:

Von rund 13 600 Frauen starben – bezogen auf den Jahresdurchschnitt der 3 Jahre 1965–1967 an

Krebs	30%
Kraftfahrzeugunfällen	9%
sonstigen Unfällen	12%
Stoffwechselkrankheiten	12%
Kreislaufkrankheiten	10%
Krankheiten der Atmungs- und Verdauungsorgane	10%
Selbstmord	9%
Infektionskrankheiten	3%
Komplikationen in der Schwangerschaft, bei Entbindungen und im Wochenbett (einschl. infolge Fehlgeburten)	5% .

Die Zahl von 5% Komplikationen infolge Gravidität, Entbindung und Abort ergibt 660 Todesfälle pro Jahr in der Bundesrepublik. Drittelt man diese Zahl, ergäbe dies einen Anteil von 220 Toten zu Lasten der Diagnose: Fehlgeburt. Dabei ist nicht gesagt, daß es sich um Todesfolge nach nur kriminell eingeleiteten oder kriminell durchgeführten Aborten handelt, sondern nur um den allgemeinen Sammelbegriff Fehlgeburt, gleichgültig welcher Ätiologie.

Potts hat eine Aufstellung (Tabelle 23)[1]) veröffentlicht, die zeigt, daß in verschiedenen Ländern sehr unterschiedliche Todesraten bei legalem (!) Schwangerschaftsabbruch gemeldet werden.

[1]) s. Seite 101.

Tabelle 37: Verbrauch hormonaler Kontrazeptiva in verschiedenen Ländern 1965–1971

Staat	1965	1966	1967	1968	1969	1970	1971	Steigerung 1965-1971 um das . . . fache
Bundesrepublik Deutschland einschl. Berlin (West)	2,3	3,7	6,5	12	16	19	26	10,3
Frankreich	0,7	1,3	2,6	5	6,5	7	10	13,3
Belgien	4,3	6,6	8,5	11	11	12	16	2,7
England	3,7	5,5	7	9	11	12	15	3,1
Schweden	8	11	17	22	27	26	24	2,0
Schweiz	3,4	5,4	7	10,5	13,5	14	17	4,0
USA	11	14	16	16	15	15	16	0,5
Australien	20	22	22	21	27	25	28	0,4
Neuseeland	22	29	30	25	27	27	30	0,4

Die Zahlen beziehen sich auf Frauen zwischen 15 und 44 Jahren, die orale Kontrazeptiva einnehmen (in %).

Daß sich die Verhältnisse nicht allein durch eine sozialgerechte Gesetzgebung verbessern lassen, sondern ebenso auch weitgestreute Familienplanung zu fordern ist, ist selbstverständlich; das eine muß das andere ergänzen! Hierher gehören u. a. neben familienfreundlicher Steuerpolitik und Bereitstellung von familiengerechten Wohnungen die verschiedensten Formen der Kontrazeption einschl. freiwilliger Sterilisation.

E. Maier stellte soeben die Frage: „Ist die Bestandserhaltung des Volkes durch Geburtenrückgang bedroht?" Die Antwort lautet: Bei Fortbestand des Geburtenrückgangs ist der Bestand unserer Bevölkerung nicht mehr gewährleistet. Erstmalig seit den Nachkriegsjahren liegt 1971 die absolute Zahl der Lebendgeburten mit 779 000 wesentlich tiefer als in den Jahren um 1965. Damals war der Höchststand mit 1 065 000 Lebendgeburten im Jahr 1964 zu verzeichnen.

Wie die Zahlen über den Verbrauch hormonaler Kontrazeptiva zeigen[1]), ist die Bundesrepublik Deutschland einschl. Berlin (West) in den letzten Jahren deutlich nach vorn gerückt (Tabelle 37). Nach Neuseeland und Australien liegt die Bundesrepublik 1971 an dritter Stelle der hier aufge-

Tabelle 38: Absolute Zahl der Lebendgeborenen in der BRD
(in 1000)

1945	520 (geschätzt)	1959	952
1946	733	1960	969
1947	781	1961	1013
1948	806	1962	1018
1949	833	1963	1054
1950	813	1964	1065
1951	796	1965	1044
1952	799	1966	1050
1953	796	1967	1019
1954	816	1968	970
1955	820	1969	903
1956	856	1970	811
1957	892	1971	779
1958	904		

[1]) Anm. 14

Tabelle 39: Geburten- und Sterbeziffer in der BRD seit 1950
(Statist. Bundesamt Wiesbaden)

Jahr	Geburten-ziffer	Sterbe-ziffer	Geburten-überschuß	Netto-reproduktions-ziffer
1950	16,2	10,5	5,7	0,94
1951	15,7	10,8	5,0	0,92
1952	15,7	10,7	5,0	0,93
1953	15,5	11,3	4,2	0,93
1954	15,7	10,7	5,0	0,95
1955	15,7	11,1	4,5	0,95
1956	16,1	11,3	4,8	1,00
1957	16,6	11,5	5,2	1,07
1958	16,7	11,0	5,7	1,07
1959	17,3	11,0	6,3	1,11
1960	17,4	11,6	5,9	1,11
1961	18,0	11,2	6,9	1,14
1962	17,9	11,3	6,6	1,13
1963	18,3	11,7	6,6	1,17
1964	18,2	11,0	7,2	1,18
1965	17,7	11,5	6,2	1,17
1966	17,6	11,5	6,1	1,18
1967	17,0	11,5	5,5	1,16
1968	16,1	12,2	3,9	1,11
1969	14,8	12,2	2,6	1,04
1970	13,4	12,1	1,3	
1971	12,7	11,9	0,8	

Quelle: *E. Maier*, Fortschr. d. Med. 90. Jg. 1972, Nr. 22, S. 1163.

führten 9 Staaten. Mit anderen Worten: Bei uns nimmt jede 4. Frau im Alter zwischen 15 und 44 Jahren die ‚Pille'. Damit stehen wir mit Schweden praktisch an gleicher Stelle. Die Steigerungsquote in den letzten 7 Jahren ist bei uns größer (10,3fach), da hier – noch deutlicher in Frankreich (13,3-fach) – ein gewisser Nachholbedarf gegenüber den Staaten zu verzeichnen ist, in denen Familienplanung früher einsetzte (z. B. USA 0,4fach) [1]).

[1]) Würde die „Pille" auf Krankenschein zur Verordnung kommen, liegen Berechnungen vor, daß Kosten zu Lasten der RVO-Kassen in Höhe von 400 Mio. DM (1973) bis 700 Mio. DM (1978) entstehen würden.

H. Perspektiven zur Neuordnung des Schwangerschaftsabbruches

Gleichgültig, aus welcher Position man die Probleme des induzierten Schwangerschaftsabbruches angeht – der dialektischen Spannung von Idee und Realität kann man sich nicht entziehen. Das ist der Grund, warum niemand perfekte Modelle anbieten kann.

In der Welt der Realitäten haben uns Fakten und Daten zu leiten. Wunschvorstellungen sollten soweit wie möglich zurückgestellt werden. Bei dem Fragenkomplex ‚künstlicher Schwangerschaftsabbruch' geht es primär nicht z. B. um Erfüllung oder Versagung von ethischen Maximen oder um Gehorsam gegenüber Kirchengesetzen[1]), sondern um das Bemühen, die bestmögliche Lösung eines biologischen Grundphänomens zu finden: geplante oder zufällige Zeugung, gewollte oder ungewollte Nachkommenschaft.

Man kann der subtilen Probleme nicht Herr werden, wenn man seine Bemühungen durch nationale Grenzen und Kurzzeit-Programme einengt. So ist es nicht Aufgabe des Arztes, dem Politiker, dem Parlamentarier oder der Öffentlichkeit eine fertige Lösung anzubieten, wohl aber klar zu artikulieren, welche notwendigen Voraussetzungen der Gesetzgeber schaffen sollte, um das Recht der Frau auf Gesundheit im Sinne der WHO, das Recht des Kindes auf eine es akzeptierende Umwelt und das Recht des Mannes auf Mitsprache in ein ausgewogenes Verhältnis zu bringen. Die Mitverantwortung des Arztes muß im Gesetz eindeutig geregelt werden.

Unter diesen Prämissen ergeben sich folgende Schlußforderungen:

1. *Weltweit nimmt der Trend zum künstlichen Schwangerschaftsabbruch zu. Um einer übermäßigen Ausuferung der*

[1]) Anm. 15 u. 16

künstlichen Schwangerschaftsbeendigung zu begegnen, muß in Zukunft die Familienplanung größte Förderung von Staat und Gesellschaft erfahren.

2. *Dem Begehren, daß nur noch gewünschte Kinder, „Wunschkinder“, geboren werden, ist aus sozio-kultureller wie individual-psychologischer Sicht nachzugeben.*
3. *Ansteigen der Abortraten und Absinken der Geburtenziffern ist weitgehend unabhängig vom jeweiligen gesellschaftspolitischen und ökonomischen System.*
4. *Abortgesetze wirken sich in kapitalistischen wie in sozialistischen Ländern auffallend gleichartig aus.*
5. *Der Einfluß der christlichen Kirchen auf eine neue Sexualmoral und damit in engem Zusammenhang stehende Familienbildung und -bindung ist – von wenigen Ausnahmen abgesehen – nach dem Zweiten Weltkrieg ständig geringer geworden.*
6. *Die Freiheit der mehr und mehr emanzipierten Frau, Zahl der Graviditäten und deren Abstand voneinander selber zu bestimmen, entwickelt sich zu einem humanitären und anthropologischen Grundrecht.*
7. *Schwangerschaftsabbruch ist kein isoliertes medizinisches Problem, sondern ein komplexes, höchst differenziertes Zeitphänomen – negativ als „Abortseuche“ gegeißelt –, das mehr als bisher eine Kooperation der juristischen, psychologischen, theologischen, pädagogischen und volkswirtschaftlichen Wissenschaften dringend notwendig macht.*
8. *Die Beziehung zwischen Abortrate und Geburtenziffer ist komplexer, als es auf den ersten Blick erscheint. Eine multivektorielle Faktorenanalyse zeigt, daß Alter, Familienstand, Sexualaufklärung und -einstellung, Heiratsalter, Wohngebiet (Stadt/Land), soziokulturelle einschließlich religiöse Bindung und Zahl der bereits zu versorgenden Kinder in ihren funktionalen Verflechtungen wissenschaftliche Erforschung notwendig machen.*

9. *Die Überführung der illegalen Abtreibung in legalen Schwangerschaftsabbruch ist die unabweisbare ärztliche Forderung an Staat und Gesellschaft. Mit welchen Mitteln, ob durch Fristen- oder Indikationslösung oder auch durch andere Maßnahmen dieses Ziel erreicht werden kann, ist aus medizinischer Sicht von zweitrangiger Bedeutung.*
10. *Deshalb sollte die Alternative in Zukunft nicht mehr heißen: Indikations- oder Fristenlösung, sondern legaler Schwangerschaftsabbruch oder illegale Abtreibung.*
11. *Eng gefaßte Gesetze begünstigen Kurpfuscherei und führen zu ernsteren und zahlreicheren Komplikationen. Die Mortalitätsrate ist hoch.*
12. *Weitgefaßte Gesetze führen zu Verminderung der Komplikationen. Die Mortalitätsrate ist eindeutig niedrig. Solche Gesetze befriedigen jedoch nicht hinsichtlich der noch immer viel zu großen Zahl der Abtreibung.*
13. *Gesetze – gleich welcher Art – sind weniger wirksam bezüglich Aborteindämmung als weit gestreute kontrazeptive Maßnahmen. Abortgesetze sind keine Alternative zu umfassender Sexualaufklärung und Familienplanungsberatung.*
14. *Ein großzügiges Programm zur Förderung der Sexualerziehung bereits im frühen Kindesalter sowie rechtzeitige Aufklärung über kontrazeptive Mittel und deren kostenlose Abgabe wären auch vom volkswirtschaftlichen Standpunkt aus zweckmäßiger, darüber hinaus gesünder und ehrlicher als die derzeitige Scheinlösung.*
15. *Moderne Familienpolitik muß in ihre Planung die Abortfrage einbeziehen. Hierzu gehören neben der Familienplanung und der Familienunterstützung die sogenannten flankierenden Maßnahmen für Abortprophylaxe.*
16. *Erfahrungen in Ländern – in West und Ost gleichermaßen – lehren, daß die Bereitstellung von besonders geschultem ärztlichem und medizinischem Hilfspersonal sowie Einplanungen von Bettenkontingenten erforderlich sind, will man der Gefahr eines organisatorischen Fiaskos von vornherein begegnen.*

17. *Echte Kontraindikationen verbieten einem kleineren Anteil von Frauen die Einnahme der „Pille". Im tiefenpsychologischen Bereich liegende Faktoren, die für die Ablehnung der „Pille" verantwortlich zu machen sind, sind bisher nur ungenügend erforscht. Hormonale Antikonzeption wird von einem nicht kleinen Teil junger Mädchen und Frauen aus psychologischer Motivation abgelehnt. Allgemeine Aufklärung und intensive Werbung durch die pharmazeutische Industrie muß bei diesem Personenkreis versagen.*
18. *Dieser Tatbestand, in Verbindung mit der Abwendung von traditionellen Ordnungsprinzipien durch die jüngere Generation, muß in einer Abortgesetzgebung Berücksichtigung finden.*
19. *Künstlicher Schwangerschaftsabbruch wird als Methode der Geburtenbeschränkung seine derzeitige Bedeutung verlieren, wenn kontrazeptive Methoden ohne jede Schwierigkeit erhältlich, einfach zu handhaben, kostenfrei zu erwerben sind und individuell anpaßbar sein werden.*
20. *Freiwillige Sterilisation der Frau und gleichermaßen des Mannes wird in Zukunft an Bedeutung gewinnen. Ihre Möglichkeit muß als Mittel der Familienplanung in besonders gelagerten Fällen gesetzlich geregelt werden.*

I. Wichtigste Literatur

[1] *Heiss, H.*, Die Abortsituation in Europa und in außereuropäischen Ländern, eine medizinisch-rechtsvergleichende Studie, Enke-Verlag, Stuttgart, 1967

[2] *Mehlan, K.-H.*, Internationale Abortsituation, Abortbekämpfung, Antikonzeption, Thieme-Verlag, Leipzig, 1961

[3] *Dietel, H.*, Die Schwangerschaftsunterbrechung aus ärztlicher Sicht. „Der Frauenarzt" 4 (1971) 170

[4] *Poettgen, H.*, Geburts- und Frauenheilk. Zur Reform des § 218 aus psychosomatischer Sicht, 32 (1972) 493

[5] *Nachtsheim. H.*, Geburtenkontrolle, Naturw. Rdsch. 24 (1971) 64

[6] *Meadows, D.*, Die Grenzen des Wachstums, Bericht des Club of Rome ‚Zur Lage der Menschheit', Deutsche Verlags-Anstalt, Stuttgart, 1972

[7] *Wolff, U.*, Lebensbild avantgardistischer Ärztinnen, ‚Die Berliner Ärztekammer', 6 (1969) 292

[8] *David, Henry P.*, Family Planning and Abortion in the Socialist Countries of Central and Eastern Europe, The Population Council, New York (1970)

[9] Statistisches Jahrbuch der DDR (1971), Staatsverlag der DDR, Berlin, 1971

[10] A Guide to the Abortion Act, Alra Publication (1967)

[11] *Diggory, P., Peel, J., Potts, M.*, Preliminary Assessment of the 1967 Abortion Act in Practice, The Lancet (1970) 287

[12] Statistik der Schwangerschaftsunterbrechungen, Deutsches Ärzteblatt, Heft 47 (1971) 3127

[13] *Schaetzing, E.*, Von unerwünschtem Kindersegen und einer ‚englischen Krankheit' neuer Art, Schleswig-Holsteinisches Ärzteblatt, Heft 9 (1969)

[14] *Schultze, K. W.*, Die Abortsituation in Deutschland. Ärztliche Praxis, 23. 87 (1971) 3980

[15] *Prill, H.-J.*, Zur Aufhellung der sogenannten Dunkelziffer bei Abtreibungen, Medizinische Klinik 67 (1972) 619

[16] *Müller, C.*, Das Problem der Schwangerschaftsunterbrechung im Umbruch der Zeit, Schweizerische Ärztezeitung Nr. 46 u. 47 (1970) 1315 und 1344

[17] *Tietze, Ch.* und *Lewit, S.*, Legal Abortions, Early Medical Complications, Family Planning Perspectives, Vol. 3, Nr. 4 (1971) 6

[18] Report of the Royal College of Obstetricians and Gynaecologists, 2 (1970) 529

[19] *Guttmacher, Alan F.*, Aborte, USA, 1971, IPPF Medizinisches Bulletin 5 (1971) 2
[20] *v. Rohden, F.*, Entwicklung der legalen Schwangerschaftsunterbrechungen im Bundesgebiet der Nachkriegszeit, Ärztliche Mitteilungen Nr. 15 (1963) 1139
[21] Abtreibung – Reform des § 218, zusammengestellt von *Friedrich Christian Schroeder* in ‚Aktuelle Dokumente', hrsg. v. *I. von Münch*, Walter de Gruyter, Berlin–New York (1972)
[22] Stellungnahme deutscher Frauenärzte zum Problem der Schwangerschaftsunterbrechung im Rahmen der Strafrechtsreform
[23] *Döring, G. H.*, Zum Abtreibungsproblem, medizin heute, 13 (1971) 2
[24] *Baumann, J.* (Hrsg.), „Das Abtreibungsverbot des § 218", Sammlung Luchterhand, Band 20, Neuwied–Berlin, 1971
[25] Deutscher Bundestag, 74.–76. Sitzung des Sonderausschusses für die Strafrechtsreform, stenographischer Dienst 1972
[26] *Gesenius, H.*, „Empfängnisverhütung", 3. Auflage, Urban & Schwarzenberg, München–Berlin–Wien, 1970
[27] *Siebel, W., Martin, N., Stumpf, K., Waldmann, P., Werth, M.*, Soziologie der Abtreibung, F. Enke-Verlag, Stuttgart, 1971
[28] *Baumann, J.* et alii, Alternativ-Entwurf eines Strafgesetzbuches, besonderer Teil, 1. Halbband, J. C. B. Mohr (Paul Siebeck), Tübingen (1970)
[29] Problematik der Abtreibung, Deutscher Bundestag, Kleine Anfrage des Abgeordneten Vogel und der Fraktion der CDU, Drucksache VI/20251, Bonn (1971)
[30] Deutscher Bundesrat, Drucksache 58/72 u. 104/72, Stellungnahme zum Entwurf eines Fünften Gesetzes zur Reform des Strafrechts (5. StrRG) (1972)
[31] Spontaneous and Induced Abortion, Report of a WHO Scientific Group, WHO, Genf (1970)
[32] *Mergen, A.*, Gynäkologie und Recht, in: Gynäkologie u. Geburtshilfe, Bd. III (1972) 1160
[33] § 218 – Abtreibung in der Diskussion (Hrsg. *Berkel, A., Böckle, F., Funcke, L., Köhne, J., Wessels, J., Vogel, F.*) Verlag Regensberg, Münster, 1972
[34] Medizinische Indikationen zum therapeutischen Schwangerschaftsabbruch, herausgegeben v. *W. Ahrens* und den Mitgliedern des Wissenschaftlichen Beirats der Bundesärztekammer, Deutscher Ärzteverlag GmbH. 1972
[35] *Wolff, U.*, Freiheit und Einordnung. Gedanken zur Neuordnung des § 218, Deutsches Ärzteblatt 68. Jg. 44/S. 2956 (1971)

K. Dokumente

Dokument 1

Entwurf
eines fünften Gesetzes zur Reform des Strafrechts (5. StrRG)

Artikel 1

1. Die §§ 218 bis 220 werden durch folgende Vorschriften ersetzt:

„§ 218. Abbruch der Schwangerschaft

(1) Wer eine Schwangerschaft abbricht, wird mit Freiheitsstrafe bis zu fünf Jahren oder mit Geldstrafe bestraft.

(2) In besonders schweren Fällen ist die Strafe Freiheitsstrafe von sechs Monaten bis zu zehn Jahren. Ein besonders schwerer Fall liegt in der Regel vor, wenn der Täter

1. die Tat gewerbsmäßig begeht,
2. gegen den Willen der Schwangeren handelt oder
3. leichtfertig die Gefahr des Todes oder einer schweren Gesundheitsschädigung der Schwangeren verursacht.

(3) Begeht die Schwangere die Tat, so ist die Strafe Freiheitsstrafe bis zu zwei Jahren oder Geldstrafe. Das Gericht kann von Strafe absehen, wenn die Schwangere in besonderer Bedrängnis gehandelt hat.

(4) Der Versuch ist strafbar. Die Schwangere wird nicht wegen Versuchs bestraft.

(5) Im Sinne dieses Gesetzes beginnt die Schwangerschaft, sobald die Einnistung des befruchteten Eies in der Gebärmutter abgeschlossen ist.

§ 218a. Werbung für den Abbruch der Schwangerschaft

(1) Wer öffentlich, in einer Versammlung oder durch Verbreiten von Schriften, Ton- oder Bildträgern, Abbildungen oder Darstellungen

1. eigene oder fremde Dienste zur Vornahme oder Förderung von rechtswidrigen Taten nach § 218 oder
2. Mittel, Gegenstände oder Verfahren, die zum Abbruch der Schwangerschaft geeignet sind, unter Hinweis auf diese Eignung

anbietet, ankündigt, anpreist oder Erklärungen solchen Inhalts abgibt, wird mit Freiheitsstrafe bis zu zwei Jahren oder mit Geldstrafe bestraft.

(2) Absatz 1 Nr. 2 gilt nicht, wenn die Tat gegenüber Ärzten oder Personen, die zum Handeln mit den in Absatz 1 Nr. 2 erwähnten Mitteln oder Gegenständen befugt sind oder durch eine Veröffentlichung in ärztlichen oder pharmazeutischen Fachblättern begangen wird.

§ 218b. Inverkehrbringen von Mitteln zum Abbruch der Schwangerschaft

(1) Wer in der Absicht, rechtswidrige Taten nach § 218 zu fördern, Mittel oder Gegenstände, die zum Schwangerschaftsabbruch geeignet sind, in den Verkehr bringt, wird mit Freiheitsstrafe bis zu zwei Jahren oder mit Geldstrafe bestraft.

(2) Die Teilnahme der Schwangeren, die den Abbruch ihrer Schwangerschaft vorbereitet, ist nicht nach Absatz 1 strafbar.

(3) Mittel oder Gegenstände, auf die sich die Tat bezieht, können eingezogen werden.

§ 219. Abbruch der Schwangerschaft aus medizinischen Gründen

(1) Der Abbruch der Schwangerschaft durch einen Arzt ist nicht nach § 218 strafbar, wenn

1. die Schwangere einwilligt und
2. der Abbruch der Schwangerschaft nach den Erkenntnissen der medizinischen Wissenschaft angezeigt ist, um von der Schwangeren eine Gefahr für ihr Leben oder die Gefahr einer schwerwiegenden Beeinträchtigung ihres Gesundheitszustandes abzuwenden, sofern die Gefahr nicht auf eine andere für sie zumutbare Weise abgewendet werden kann.

(2) Bei der Feststellung der in Absatz 1 bezeichneten Voraussetzungen sind die gegenwärtigen und künftig zu erwartenden Lebensverhältnisse der Schwangeren zu berücksichtigen.

§ 219a. Notstandstötung in der Geburt

Die Tötung eines in der Geburt befindlichen Kindes ist nicht als vorsätzliche Tötung strafbar, wenn sie

1. mit Einwilligung der Schwangeren vorgenommen wird und
2. nach den Erkenntnissen der medizinischen Wissenschaft notwendig ist, um von der Schwangeren eine anders nicht abwendbare Gefahr des Todes abzuwenden.

§ 219b.
Abbruch der Schwangerschaft wegen Schädigung der Leibesfrucht

Der Abbruch der Schwangerschaft durch einen Arzt ist nicht nach § 218 strafbar, wenn

1. die Schwangere einwilligt,
2. nach den Erkenntnissen der medizinischen Wissenschaft dringende Gründe für die Annahme sprechen, daß das Kind infolge einer Erbanlage oder infolge schädlicher Einflüsse vor der Geburt an einer nicht behebbaren Schädigung seines Gesundheitszustandes leiden würde, die so schwer wiegt, daß von der Schwangeren die Fortsetzung der Schwangerschaft nicht verlangt werden kann, und
3. seit Beginn der Schwangerschaft nicht mehr als 20 Wochen verstrichen sind.

§ 219c. Abbruch einer aufgezwungenen Schwangerschaft

Der Abbruch der Schwangerschaft durch einen Arzt ist nicht nach § 218 strafbar, wenn

1. die Schwangere einwilligt,
2. an der Schwangeren eine rechtswidrige Tat nach § 176 (sexueller Mißbrauch von Kindern), § 177 (Vergewaltigung) oder § 179 Abs. 1 (sexueller Mißbrauch Widerstandsunfähiger) vorgenommen worden ist und dringende Gründe für die Annahme sprechen, daß die Schwangerschaft auf der Tat beruht, und
3. seit dem Beginn der Schwangerschaft nicht mehr als zwölf Wochen verstrichen sind.

§ 219d. Abbruch der Schwangerschaft wegen allgemeiner Notlage

Der Abbruch der Schwangerschaft durch einen Arzt ist nicht nach § 218 strafbar, wenn

1. die Schwangere einwilligt,
2. der Abbruch der Schwangerschaft angezeigt ist, um von der Schwangeren die Gefahr einer schwerwiegenden Notlage abzuwenden, sofern die Gefahr nicht auf eine andere für die Schwangere zumutbare Weise abgewendet werden kann, und
3. seit dem Beginn der Schwangerschaft nicht mehr als zwölf Wochen verstrichen sind.

§ 219e. Einwilligung

(1) Die Einwilligung ist von der Schwangeren selbst zu erteilen, soweit in Absatz 2 nichts anderes bestimmt ist.

(2) Der eigenen Einwilligung der Schwangeren bedarf es in den Fällen des § 219 und des § 219a nicht, wenn

1. die Behandlung notwendig ist, um von der Schwangeren eine anders nicht abwendbare Gefahr des Todes oder einer schweren Gesundheitsschädigung abzuwenden,
2. die Schwangere infolge ihres Zustandes nicht wirksam einwilligen kann oder nur bei einem Aufschub der Behandlung einwilligen könnte, der den Behandlungszweck gefährden würde, und
3. die Umstände keinen Anlaß zu der Annahme geben, daß die Schwangere die Einwilligung versagen würde.

(3) Im Falle des Absatzes 2 ist die Einwilligung von dem gesetzlichen Vertreter der Schwangeren oder dem für diesen Aufgabenbereich bestellten Pfleger zu erklären. Steht dem gesetzlichen Vertreter einer Minderjährigen nicht gleichzeitig die Sorge für die Person zu oder ist neben ihm noch ein anderer zur Sorge für die Person berechtigt, so ist auch die Einwilligung des zur Sorge für die Person Berechtigten erforderlich. Die Einwilligung des gesetzlichen Vertreters, des Pflegers oder des Sorgeberechtigten bedarf es nicht, soweit sie nur bei einem Aufschub der Behandlung eingeholt werden könnte, der den Behandlungszweck gefährden würde.

(4) Ist die Schwangere noch nicht sechzehn Jahre alt, so ist neben ihrer eigenen Einwilligung diejenige ihres gesetzlichen Vertreters erforderlich; in diesem Fall gilt Absatz 3 Satz 2 entsprechend. Verweigert der gesetzliche Vertreter oder der Sorgeberechtigte die Einwilligung, so kann das Vormundschaftsgericht sie auf Antrag der Schwangeren ersetzen, wenn dies zu ihrem Wohl erforderlich ist. Der Einwilligung des gesetzlichen Vertreters oder Sorgeberechtigten bedarf es nicht, soweit sie nur bei einem Aufschub der Behandlung eingeholt werden könnte, der die Schwangere in die Gefahr des Todes oder einer schweren Gesundheitsschädigung bringen würde.

§ 219f. Irrtum über eine Indikation

(1) Mit Freiheitsstrafe bis zu drei Jahren oder mit Geldstrafe wird bestraft, wer
1. in der irrigen Annahme der Voraussetzungen des § 219, des § 219b, des § 219c oder des § 219d eine Schwangerschaft abbricht oder
2. in der irrigen Annahme der Voraussetzungen des § 219a ein in der Geburt befindliches Kind tötet,

wenn der Irrtum auf Leichtfertigkeit beruht.

(2) Der Versuch ist strafbar.

§ 220. Beratung vor dem Schwangerschaftsabbruch

(1) Der Schwangerschaftsabbruch nach den §§ 219, 219b und 219c darf erst vorgenommen werden, nachdem
1. ein ärztlicher Berater den Arzt, der den Eingriff vorzunehmen beabsichtigt, darüber beraten hat, ob die Voraussetzungen dieser Vorschriften vorliegen, und
2. das Ergebnis dieser Beratung schriftlich niedergelegt worden ist.

(2) Ärztlicher Berater im Sinne des Absatzes 1 ist jeder Arzt, der von einer im Bundesgebiet bestehenden Ärztekammer in die Liste der ärztlichen Berater für den Schwangerschaftsabbruch aufgenommen worden ist. In den Fällen des § 219b und des § 219c muß die Beratung mit einem Arzt stattfinden, der in die Liste als Sachverständiger für die in Betracht kommende Indikation besonders bezeichnet ist.

(3) Für den Schwangerschaftsabbruch nach § 219d gelten die Absätze 1 und 2 mit der Maßgabe, daß der Arzt
1. von einem ärztlichen Berater (Absatz 2),
2. von einem auf Grund ärztlicher Tätigkeit mit den Lebensverhältnissen der Schwangeren besonders vertrauten Arzt oder
3. von einer hierzu behördlich ermächtigten sozialen Beraterstelle

darüber beraten worden sein muß, ob die Voraussetzungen des § 219d vorliegen.

(4) Die Absätze 1 bis 3 gelten nicht, wenn die Beratung nur bei einem Aufschub der Behandlung vorgenommen werden könnte, der die Schwangere in die Gefahr des Todes oder einer schweren Gesundheitsschädigung bringen würde.

§ 220a. Abbruch der Schwangerschaft ohne Beratung

Wer eine Schwangerschaft unter Verstoß gegen die Vorschriften des § 220 abbricht, wird mit Freiheitsstrafe bis zu einem Jahr oder mit Geldstrafe bestraft, wenn die Tat nicht nach § 218 oder nach § 219f mit Strafe bedroht ist.

§ 220b. Weigerung aus Gewissensgründen

(1) Niemand ist verpflichtet, an einem Schwangerschaftsabbruch nach den §§ 219, 219b, 219c, 219d oder an einer Notstandstötung nach § 219a mitzuwirken, wenn er diese Mitwirkung aus Gewissensgründen ablehnt.

(2) Absatz 1 gilt nicht, wenn die Mitwirkung an dem Eingriff notwendig ist, um von der Schwangeren eine anders nicht abwendbare Gefahr des Todes abzuwenden."

2. Der bisherige § 220a wird § 214.
3. Nach § 226a werden folgende Vorschriften eingefügt:

„§ 226b. Voraussetzungen der Sterilisation

(1) Die von einem Arzt vorgenommene Sterilisation ist nicht als Körperverletzung strafbar, wenn die Person an der die Sterilisation vorgenommen wird (Betroffener), in die Sterilisation einwilligt und mindestens 25 Jahre alt ist.

(2) Ist der Betroffene noch nicht 25 Jahre alt, so ist die von einem Arzt vorgenommene Sterilisation nicht als Körperverletzung strafbar, wenn der Betroffene in die Sterilisation einwilligt und

1. die Sterilisation einer Frau nach den Erkenntnissen der medizinischen Wissenschaft angezeigt ist, um von ihr eine Gefahr für das Leben oder den Gesundheitszustand abzuwenden,
2. die betroffene Frau mindestens vier Kinder geboren hat,
3. nach den Erkenntnissen der medizinischen Wissenschaft Grund für die Annahme besteht, daß unter der Nachkommenschaft des Betroffenen infolge einer Erbanlage eine nicht behebbare schwere Schädigung des Gesundheitszustandes auftreten würde, und der Betroffene mindestens 18 Jahre alt ist oder
4. der Betroffene mit einer Frau verheiratet ist, bei der die Voraussetzungen der Nummern 1, 2 oder 3 vorliegen.

(3) Die Einwilligung in die Sterilisation ist von dem Betroffenen selbst zu erteilen, soweit in Absatz 4 nichts anderes bestimmt ist.

(4) Wird die Sterilisation nach Absatz 2 Nr. 1 an einer Frau vorgenommen, so bedarf es ihrer Einwilligung nicht, wenn

1. die Behandlung notwendig ist, um von der Frau eine anders nicht abwendbare Gefahr des Todes oder des völligen Verfalls ihrer Gesundheit abzuwenden, und
2. die Frau infolge ihres Zustandes auf absehbare Zeit nicht wirksam einwilligen kann.

Die Einwilligung ist von dem gesetzlichen Vertreter der Frau oder von dem für diesen Aufgabenbereich bestellten Pfleger zu erteilen. § 219e Abs. 3 Satz 2 gilt entsprechend.

(5) Ist der Betroffene minderjährig, so ist neben seiner eigenen Einwilligung stets auch die Einwilligung des gesetzlichen Vertreters erforderlich. § 219e Abs. 3 Satz 2 und Abs. 4 Satz 2 gilt entsprechend.

(6) Die Einwilligung ist unwirksam, wenn die Personen, deren Einwilligung erforderlich ist, nicht vorher über die Bedeutung und die Nachwirkungen der Sterilisation aufgeklärt worden sind.

(7) Sterilisation im Sinne dieses Gesetzes ist eine Behandlung, die zu dem Zweck vorgenommen wird, die Fähigkeit zur Zeugung oder Empfängnis dauernd zu beseitigen. Die Kastration eines Mannes ist keine Sterilisation im Sinne dieses Gesetzes.

§ 226c. Beratung durch eine Beraterstelle; Genehmigung durch das Vormundschaftsgericht

(1) Ist der Betroffene noch nicht 25 Jahre alt, so darf die Sterilisation erst vorgenommen werden, nachdem eine hierfür behördlich anerkannte Beraterstelle bestätigt hat, daß
1. der Betroffene durch die Beraterstelle beraten worden ist und
2. die Personen, deren Einwilligung notwendig ist, über Bedeutung und Nachwirkungen der Sterilisation aufgeklärt worden sind.

(2) In den Fällen des § 226b Abs. 4 bedarf die Einwilligung des gesetzlichen Vertreters oder Pflegers der Genehmigung durch das Vormundschaftsgericht. Das Vormundschaftsgericht hat den Betroffenen persönlich zu hören. Die Verfügung, durch die es die Genehmigung erteilt, wird erst mit der Rechtskraft wirksam.

§ 226d. Sterilisation ohne Beteiligung einer Beraterstelle oder des Vormundschaftsgerichts

Wer als Arzt bei einem anderen eine Sterilisation vornimmt, ohne daß die Beraterstelle die nach § 226c Abs. 1 notwendige Bestätigung oder das Vormundschaftsgericht die nach § 226c Abs. 2 notwendige Genehmigung erteilt hat, wird mit Freiheitsstrafe bis zu sechs Monaten oder mit Geldstrafe bestraft, wenn die Tat nicht in anderen Vorschriften mit schwererer Strafe bedroht ist."

Artikel 2

Meldung des Arztes

(1) Ärzte, die während eines Jahres mindestens einmal eine Schwangerschaft nach den §§ 219, 219b, 219c, 219d des Strafgesetzbuches abgebrochen haben, haben der zuständigen Landesbehörde bis zum 1. März des folgenden Jahres zu melden, in wievielen Fällen sowie aus welchen Indikationen sie den Schwangerschaftsabbruch vorgenommen haben.

(2) Ordnungswidrig handelt, wer vorsätzlich oder fahrlässig eine Meldung nach Absatz 1 nicht, nicht rechtzeitig, unvollständig oder unrichtig erstattet. Die vorsätzliche Ordnungswidrigkeit kann mit einer Geldbuße bis zu 10000 Deutsche Mark, die fahrlässige Ordnungswidrigkeit mit einer Geldbuße bis zu 5000 Deutsche Mark geahndet werden.

(3) Landesrechtliche Vorschriften, die zu statistischen Zwecken weitere Mitteilungen des Arztes vorschreiben, bleiben unberührt.

Artikel 3

Änderung des Rechtspflegergesetzes

§ 14 des Rechtspflegergesetzes vom 5. November 1969 (Bundesgesetzbl. I S. 2065), zuletzt geändert durch das Gesetz zur Änderung des Deutschen Richtergesetzes vom 10. September 1971 (Bundesgesetzbl. I S. 1557), wird wie folgt geändert:

„1. Nach Nummer 20 werden folgende Nummern 20a) und 20b) eingefügt:

20 a) die Ersetzung der Einwilligung des gesetzlichen Vertreters oder Sorgeberechtigten zum Schwangerschaftsabbruch (§ 219e Abs. 4 Satz 2 des Strafgesetzbuches) und zur Sterilisation (§ 226b Abs. 5 Satz 2 in Verbindung mit § 219c Abs. 4 Satz 2 des Strafgesetzbuches);

20 b) die Genehmigung der Einwilligung des gesetzlichen Vertreters oder Pflegers zur Sterilisation (§ 226c Abs. 2 des Strafgesetzbuches)."

Artikel 4

Aufhebung von Vorschriften

Mit dem Inkrafttreten dieses Gesetzes treten außer Kraft:

1. das Gesetz zur Verhütung erbkranken Nachwuchses vom 14. Juli 1933 (Reichsgesetzbl. I S. 529), soweit es als Bundesrecht fortgilt,
2. Artikel 2 bis 5 und 14 Abs. 1 der Vierten Verordnung zur Ausführung des Gesetzes zur Verhütung erbkranken Nachwuchses vom 18. Juli 1935 (Reichsgesetzbl. I S. 1035) und
3. § 1 Abs. 2 des Gesetzes Nr. 34 des ehemaligen Landes Württemberg-Baden über die Nichtanwendung des Gesetzes zur Verhütung erbkranken Nachwuchses vom 29. Juli 1946 (Regierungsbl. S. 207) soweit durch diese Vorschrift Bestimmungen für anwendbar erklärt werden, die Bundesrecht geworden sind.

Artikel 5

Berlin-Klausel

Dieses Gesetz gilt nach Maßgabe des § 13 Abs. 1 des Dritten Überleitungsgesetzes vom 4. Januar 1952 (Bundesgesetzbl. I S. 1) auch im Land Berlin.

Artikel 6

Inkrafttreten

Dieses Gesetz tritt am Tage nach seiner Verkündung in Kraft.

Quelle: recht, Entwurf eines Fünften Gesetzes zur Reform des Strafrechts (5. Str.RG). Hrsg. v. Bundesministerium der Justiz, März 1962.

Dokument 2

Stellungnahme des Bundesrates zum Entwurf eines Fünften Strafrechtsreformgesetzes

1. Lesung im Bundesrat

Am 24. 3. 1972 erfolgte der 1. Durchgang zum 5. Strafrechtsreformgesetz im Bundesrat. Rechts- und Gesundheitsausschuß hatten sich mit einem Stimmenverhältnis von 5 : 5 bei einer Enthaltung für das Indikationenmodell des Regierungsentwurfs entschieden und somit die Einführung einer Fristenlösung abgelehnt. Beide Ausschüsse waren jedoch übereinstimmend der Meinung, daß der Fall der Indikation aus „schwerwiegender Notlage" – wie er im Regierungsentwurf vorgesehen ist – einer hinreichenden Konkretisierung bedarf. In den Ausschüssen war man noch nicht zu einer erforderlichen Mehrheit für die Lösungsmöglichkeit der Frage der Beratung vor einem Schwangerschaftsabbruch gelangt. In der Bundesratsdebatte plädierte das Saarland generell nur für eine Zulässigkeit des Schwangerschaftsabbruchs in den Fällen, in denen er medizinisch angezeigt ist, allerdings mit der Einschränkung, daß die weitgefaßte Definition der Weltgesundheitsorganisation, wonach Gesundheit der Zustand des körperlichen, seelischen und sozialen Wohlbefindens ist, nicht die Grundlage für die Anwendung dieser Indikation sein dürfe. Das Saarland unterstützte damit die Anträge der Länder Bayern und Rheinland-Pfalz. Bayern und Rheinland-Pfalz waren sich mit dem Saarland in der Ablehnung der Indikation bei „schwerwiegender Notlage" einig, sie sprachen sich jedoch nicht strikt gegen die übrigen Indikationen (ethische und eugenische) aus, sondern trugen hierzu nur ihre Bedenken vor. Rheinland-Pfalz forderte zusätzlich zur Reform des § 218 flankierende Maßnahmen in Form eines Sozialprogramms, das geeignet ist, schwere soziale Konflikte oder Notlagen zu verhindern. Die Freie Hansestadt Bremen unterstützte den Hamburger Entschließungsantrag zur Einführung der Fristenlösung. Eine Minderheit im bremischen Senat hatte sich allerdings für die Indikationslösung ausgesprochen. Niedersachsen hatte sich einstimmig für die Fristenlösung entschieden.

Die Abstimmung ergab eine Mehrheit der durch die CDU/CSU regierten Bundesländer für die Indikationslösung. Die Streichung der Indikation aus allgemeiner Notlage wurde beschlossen sowie die verbindliche schriftliche Beratung der Schwangeren und ihres Arztes durch eine Gutachterstelle verlangt. Außerdem wurde mit den Stimmen der Union die Entschließung des Landes Rheinland-Pfalz angenommen, in der es u. a. heißt:

Einige Länder haben bereits Maßnahmen in die Wege geleitet, die vor allem einem Schwangerschaftsabbruch aus sozialen Gründen vorbeugen sollen. Ein Großteil der in Betracht kommenden Hilfen kann jedoch nur vom Bund oder gemeinsam mit dem Bund geleistet werden. Der Bundesrat hätte es daher begrüßt, wenn die Bundesregierung den gesetzgebenden Körperschaften und der Öffentlichkeit zumindest gleichzeitig mit diesem Gesetzentwurf ein umfassendes Programm begleitender sozial- und gesundheitspolitischer Maßnahmen vorgelegt hätte. Die im Regierungsentwurf eines Krankenversicherungsergänzungsgesetzes vorgesehene Maßnahme wirkt Schwangerschaftsabbrüchen nicht entgegen, die in der Begründung zum vorliegenden Gesetzentwurf angekündigten anderen Vorhaben reichen nicht aus. Ein wirksames flankierendes Programm sollte zum Beispiel auch Aussagen über die Verbesserung des Familienlastenausgleichs, eine bessere Berücksichtigung der besonderen Lage alleinstehender Mütter im Steuerrecht und in den Wohnungsbauprogrammen sowie über weitere arbeits- und sozialversicherungsrechtliche Erleichterungen für berufstätige Mütter enthalten. Die beabsichtigte Reform des Adoptionsrechts bedarf besonderer Beschleunigung.

Der Bundesrat bittet die Bundesregierung, mit den Ländern alsbald Beratungen aufzunehmen, bei denen die Maßnahmen des Bundes und der Länder aufeinander abgestimmt werden sollten.

(Bundesratsdrucksache 58/2/72 v. 25. 3. 1972)

Dokument 3

Flankierende sozialpolitische Maßnahmen

Flankierende sozialpolitische Maßnahmen in Ergänzung zu den Reformbestrebungen des ‚Fünften Strafrechtsreformgesetzes zum § 218' werden in den parlamentarischen Gremien der Bundesrepublik erarbeitet. Als eine erste, besonders wichtige Schutzbestimmung liegt ein Entwurf dem Bundesrat vor. In Abänderung zur Reichsversicherungsordnung, insbesondere § 204, wird als Leistung der gesetzlichen Krankenversicherung ärztliche Hilfe bei Schwangerschaftsabbruch eingeführt. Der Gesetzentwurf hat folgenden Wortlaut[1]):

„Die Vorschrift gewährt im Rahmen der geltenden Rechtsordnung den Versicherten alle im Zusammenhang mit einem Schwangerschaftsabbruch medizinisch notwendigen Leistungen als Pflichtlei-

[1]) (Auszug) Bundesratsdrucksache 104/72 vom 15. 2. 1972.

stungen der Krankenversicherung. Dazu gehören die ärztlichen Leistungen, die erbracht werden müssen, um festzustellen, ob die Voraussetzungen für einen straffrei gestellten Schwangerschaftsabbruch vorliegen, und zwar gleichgültig, ob später die Schwangerschaft unterbrochen wird oder nicht. Diese Leistungen umfassen sowohl die Tätigkeit des Arztes, der den Schwangerschaftsabbruch vorzunehmen beabsichtigt, als auch diejenigen des von ihm zu beteiligenden beratenden Arztes. Im Falle eines Schwangerschaftsabbruchs hat die Krankenkasse die hierdurch erforderlich werdenden Leistungen zu erbringen. Hierunter fällt z. B. auch eine etwa gebotene Krankenhauspflege vor dem Abbruch.

Der Aufwand für die Maßnahmen bei Schwangerschaftsunterbrechungen einschließlich ärztliche Gutachten und Krankengeld beträgt für das zweite Halbjahr 1972 rd. 13 Mio DM; für das Jahr 1973 rd. 26 Mio DM. Hierbei handelt es sich um eine rechnerische Größe. Die bisherige finanzielle Belastung der Kassen durch eine unsachgemäße Durchführung illegaler Schwangerschaftsabbrüche konnte nicht berücksichtigt werden."

Dokument 4

SPD-Parteitagsbeschluß zur Reform § 218
(v. 20. 11. 71)

Respekt vor Gewissensentscheidungen

Der Außerordentliche SPD-Parteitag vom 18.–20. November 1971 hat sich nach sachlicher Diskussion für das sog. Fristenmodell (= straffreie Schwangerschaftsunterbrechung in den ersten drei Monaten) entschieden. Der Reformentwurf von Bundesjustizminister Gerhard Jahn sieht das sog. Indikationenmodell (= straffreie Schwangerschaftsunterbrechung unter bestimmten Voraussetzungen, wie nach Vergewaltigung, bei gesundheitlichen Gefahren für Mutter und Kind) vor.

Die Notwendigkeit der Reform des § 218 ist für alle Sozialdemokraten unbestritten. Offen bleibt die Frage, welches Modell im Bundestag eine ausreichende Mehrheit findet. Schon heute steht fest, daß es in dieser Frage für die SPD-Bundestagsabgeordneten keine Fraktionsdisziplin geben wird. Es ist zu erwarten, daß sich einige Sozialdemokraten im Bundestag aus Gewissensgründen nicht für die Fristenlösung einsetzen werden. Fatal wäre es, wenn aufgrund von Meinungsverschiedenheiten über die bestmögliche Reform dieses Jahrhundertproblems alles beim alten bliebe. Eine Politik des „Alles-oder-nichts" in der Frage des § 218 birgt die Gefahr des „Nichts" in sich.

Entschließung zur Reform des § 218

I.

1. Jeder Schwangerschaftsabbruch wirft ernste Probleme auf. Er ist ein Eingriff in werdendes menschliches Leben und in die seelische und körperliche Integrität der Frau; er belastet den Arzt mit einer ernsten sittlichen Entscheidung.

Staat und Gesellschaft sind daher aufgefordert, darauf hinzuwirken, daß Schwangerschaftsabbrüche möglichst unterbleiben.

Insbesondere ist dafür Sorge zu tragen, daß jedermann Gelegenheit hat, von den Möglichkeiten zur Verhinderung ungewollter Schwangerschaft in freier Selbstbestimmung Gebrauch zu machen. Hierzu ist erforderlich sachkundige und verantwortungsbewußte Sexualerziehung in allen Schulen, die auch gründliche Informationen über die Schwangerschaftsverhütung einbezieht.

2. Das zuverlässigste Mittel zur Verhütung nicht gewollter Schwangerschaften sind derzeit Ovulationshemmer. Vorurteilsfreie Informationen hierüber sind zu fördern und allen Bevölkerungskreisen zugänglich zu machen. Ferner ist sicherzustellen, daß niemand auf den Gebrauch von Ovulationshemmern verzichten muß, weil er sie nicht bezahlen kann.

3. Es ist ferner darauf hinzuwirken, daß die mit der Geburt von Kindern für die Eltern verbundenen Belastungen nicht durch gesellschaftliche Bedingungen (z. B. wirtschaftliche Not, unzureichende Wohnverhältnisse) erheblich erschwert werden.

4. In der BRD werden zur Zeit jährlich mehrere hunderttausend Schwangerschaftsabbrüche illegal vorgenommen. Weniger als 1 Prozent hiervon werden durch die Strafverfolgungsbehörden aufgeklärt. Das geltende Strafrecht, das nahezu jeden Schwangerschaftsabbruch mit schwerer Strafe bedroht, erweist sich somit als ungeeignet, Schwangerschaftsabbrüchen im erwünschten Umfang entgegenzuwirken. Die rigorose Strafdrohung bewirkt, daß eine ungeheure Zahl von Schwangerschaftsabbrüchen unter erheblicher Gefährdung von Leben und Gesundheit der Frauen durchgeführt wird. Die Strafdrohung begünstigt die Ausbeutung der in seelische und oft auch wirtschaftliche Not geratenen Frauen. Schließlich trifft die Strafdrohung nur die Frauen, die nicht über ausreichende Geldmittel verfügen, um einen Schwangerschaftsabbruch im benachbarten Ausland durchführen zu lassen. Deshalb erscheint es auch gerechtfertigt, die Kosten für ärztlich indizierte Schwangerschaftsabbrüche zur Pflichtleistung der gesetzlichen Krankenkassen zu machen.

Insgesamt erweist sich die geltende strafrechtliche Regelung als inhuman, ungerecht und ungeeignet zur Erreichung des angestrebten Zwecks.

II.

Das geltende Recht ist daher zu ändern nach folgenden Grundsätzen:

1. Strafrechtlich ist davon auszugehen, daß die Schwangerschaft erst mit der vollendeten Nidation beginnt.
2. Ein Schwangerschaftsabbruch ist straffrei bis zum Ende des dritten Monats, wenn er mit Zustimmung der Frau von einem Arzt vorgenommen wird.
3. Nach Ablauf der ersten drei Monate darf die Schwangerschaft nur noch unterbrochen werden, wenn ernste Gefahr für Leben oder Gesundheit der Mutter besteht (medizinische Indikation), oder wenn mit Wahrscheinlichkeit zu erwarten ist, daß das Kind mit schweren und dauernden geistigen oder körperlichen Schäden geboren werden wird (kindliche Indikation). Die Zustimmung der Frau ist erforderlich. Die medizinischen Voraussetzungen sind durch ärztliche Gutachter festzustellen.
4. Der Arzt soll die Frau in allen die Schwangerschaft und den Schwangerschaftsabbruch betreffenden Fragen beraten.

Kein Arzt ist zur Vornahme eines Schwangerschaftsabbruches verpflichtet.

Begründung: Es erscheint sachgerecht, für die ersten drei Monate der Schwangerschaft von einer Strafdrohung abzusehen. Die verantwortungsvolle Entscheidung, ob das Kind geboren werden soll, ist damit der Frau freigestellt. Es wird darauf verzichtet, sie unter Strafandrohung zur Fortsetzung einer ungewollten Schwangerschaft zu zwingen. Staat und Gesellschaft lassen damit das werdende Leben nicht schutzlos. Seinem Schutz dient die vorgesehene Beratung, die übereilte und falsch motivierte Schwangerschaftsabbrüche verhindern soll. Staat und Gesellschaft sind darüber hinaus aufgerufen, Lebensbedingungen zu gewährleisten, die mit der Geburt eines Kindes häufig verbundene unzumutbare Belastungen vermeiden.

Nach dem Ende des dritten Monats wächst die Gefahr gesundheitlicher Komplikationen für die Frau bei vorzeitiger Beendigung der Schwangerschaft. Daher sollen spätere Schwangerschaftsabbrüche grundsätzlich strafbedroht bleiben. Die Ausnahmen hiervon bei medizinischer und kindlicher Indikation sind geboten, weil diese Indikationen sich in vielen Fällen erst später ergeben. Für die medizinische Indikation ist generelle Straffreiheit bereits nach geltendem Recht gegeben. Straflosigkeit erscheint in gleichem Umfang geboten für die kindliche Indikation.

Weltanschaulich bedingte Unterschiede in der Stellungnahme zu den Problemen des Schwangerschaftsabbruchs dürfen nicht in sinnlose Polemik ausarten. Den vielen hunderttausend betroffenen Frauen ist nur mit sachbezogener Diskussion gedient. Die undifferenzierte Klassifizierung der Schwangerschaftsunterbrechung als „Mord“ und die unsachliche Unterstellung, wer sich für die Liberalisierung des Rechts bei Schwangerschaftsabbrüchen einsetze, müsse auch „Sterbehilfe“, d. h. bewußte Verkürzung menschlichen Lebens bejahen, sind der notwendigen sachlichen Erörterung nicht dienlich.

Für jeden Sozialdemokraten ist es selbstverständlich, daß jede Stellungnahme zu diesen Problemen auf einer Gewissensentscheidung beruht.

Willy Brandt
Vorsitzender der SPD, Bundeskanzler[1])

Eines sollte bitte nicht übersehen werden: In unserer Partei gibt es, wenn ich es recht sehe, keine Meinungsverschiedenheiten darüber, daß der § 218 nicht so bleiben kann, wie er ist. Er muß also in die Reform des Strafrechts einbezogen werden. Unterschiedliche Meinungen gibt es darüber, wie diese wichtige, aber auch schwierige Reform inhaltlich gestaltet werden soll. Dabei sind für manche Überzeugungen oder auch Gewissensfragen involviert.

Ich habe in meiner Rede am Donnerstagvormittag darauf hingewiesen und möchte hier unterstreichen, daß auf diesem Gebiet meiner Meinung nach nicht unter Berufung auf Fraktionsdisziplin wird entschieden werden können. Gerade in einem solchen Zusammenhang muß klargemacht werden, daß es ein gebundenes Mandat für uns nicht geben kann. Ich würde es übrigens für sehr gut halten, wenn die CDU/CSU in einem solchen Zusammenhang dasselbe feststellte.

Es ist zu begrüßen, daß der Respekt vor Gewissensentscheidungen durch den Antrag A 177 – den Antrag Vogel, wenn ich ihn so nennen darf – ausdrücklich festgehalten werden soll.

Auch wenn es schon spät geworden ist, bitte ich doch um Verständnis dafür, daß Gerhard Jahn als federführendes Kabinettsmitglied und Käte Strobel als in hohem Maße mitbeteiligtes Kabinettsmitglied hier Gelegenheit nehmen, ihre Auffassung in Kürze im Rahmen dieser Debatte darzulegen. Sie befinden sich in Übereinstimmung mit der Mehrheit des Bundeskabinetts, zu der der Bundeskanzler gehört.

Was die Abstimmung selbst angeht: Da nicht über Alternativen entschieden wird, möchte ich mich zu dem vorliegenden, wie ich zugeben muß, sehr gewissenhaft ausgearbeiteten Antrag der Stimme enthalten. Niemand wird erwarten, daß wir hier anders sprechen als an anderer Stelle. Niemand wird auch meinen wollen – und ganz gewiß keiner, der den Antrag gestellt hat, den der Parteitag annehmen wird –, möglichst viele Abtreibungen gehörten zu den Kriterien einer modernen gesellschaftlichen Ordnung.

[1]) Diskussionsbeitrag

Vielmehr kommt es natürlich darauf an – und dies ist ein weiterer Punkt breiter Übereinstimmung –, es in viel geringerem Maße als bisher zu den für viele Frauen so schwerwiegenden Konfliktsituationen kommen zu lassen.

In prozeduraler Hinsicht gehe ich jetzt von folgendem aus:

Erstens. Der Bundesjustizminister wird nur einen Entwurf einbringen können – etwas anderes kann ich ihm nicht zumuten, auch wenn ich selbst anderer Meinung wäre –, der seiner eigenen Überzeugung entspricht. Im Parlament werden andere Entwürfe mit zur Diskussion und zur Entscheidung stehen.

Zweitens. Für eine bloße Fristenlösung, die in unserer Partei und in der Öffentlichkeit offensichtlich viel Zustimmung gefunden hat, gibt es vermutlich keine Mehrheit im Deutschen Bundestag.

Also, abgesehen von Überzeugungsfragen, die für den einen dieses, für den anderen jenes Gewicht haben mögen, steht die Frage – oder kann sie stehen, wird sie vermutlich stehen in den nächsten Monaten –: Wollen wir dieses wichtige Thema, zu dem wir mit Mehrheit deutlich unsere Meinung sagen, dann zunächst ad acta legen und es damit bis auf weiteres beim bisherigen Zustand belassen? Oder wollen wir das tun, was wir bei Respektierung unterschiedlicher Auffassungen tun können, um eine gesetzliche Regelung zustande zu bringen, die jedenfalls weniger Not bedeuten würde? Wenn dies die Fragestellung ist oder sich als eine solche herausstellen sollte – wie ich vermute –, wird es sicherlich eine breite Zustimmung zur Beantwortung meiner Frage zwei geben.

Worauf es mir jedenfalls ankommt, ist, daß unsere Antennen auf die Not vieler einzelner Menschen eingestellt sind und daß wir bei der weiteren Behandlung des schwierigen Gegenstandes die Umsicht und die Toleranz walten lassen, die diesem Thema angemessen sind.

Quelle: § 218 Diskussion und Beschluß zur Reform der Strafbestimmungen über den Schwangerschaftsabbruch. Hrsg.: Vorstand der SPD, Bonn 1971.

Dokument 5

CDU-Bundesvorstand
‚Beschluß zum Schutz des werdenden Lebens'

Im Vordergrund der Beschlüsse der CDU steht der Schutz des werdenden Lebens. Die Verantwortung von Frau und Mann im Hinblick auf Familienplanung und die Aufforderung an Staat und Gesellschaft, flankierende soziale Hilfen der Schwangeren zur Verfügung zu stellen, sollen in Zukunft Vorrang haben.

Am 9. 12. 1971 faßte der Bundesvorstand der CDU in Bonn folgenden Beschluß zum Schutz des werdenden Lebens:

„Das Leben, auch das werdende Leben, ist ein unantastbares und unverzichtbares Rechtsgut, das durch das Grundgesetz geschützt ist. Die staatliche Gesetzgebung muß diesem Grundsatz entsprechen. Eine generelle Freigabe der Abtreibung verbietet sich daher ebenso wie die Straflosigkeit des Schwangerschaftsabbruchs bis zum vollendeten dritten Schwangerschaftsmonat (Fristenlösung).

Verantwortung für das werdende Leben tragen Mann und Frau schon vor dem Beginn einer Schwangerschaft. Jede Schwangerschaft bürdet jedoch der Frau eine besondere Verantwortung auf, der sie nicht immer aus eigener Kraft gerecht werden kann. Es ist eine vordringliche Aufgabe von Staat, Gesellschaft sowie medizinischer Forschung und Praxis, den Frauen alle erforderlichen Hilfen zu geben. Dazu zählen beispielsweise:

- bessere Sexualerziehung,
- Verbesserung der materiellen Situation kinderreicher Familien,
- vermehrtes Angebot kinderfreundlicher Wohnungen,
- verstärkte Schaffung von Kindergartenplätzen, Kindertagesstätten und Spielplätzen,
- Verbesserung der Erholungsmöglichkeiten der Mütter,
- Bereitstellung von Teilzeitarbeitsplätzen,
- Änderung des schwerfälligen Adoptionsrechts,
- kostenlose psychologische und medizinische Betreuung, vor allem lediger Mütter,
- Förderung von Familienberatungsstellen freier und öffentlicher Träger.

In Ausnahmefällen kann eine Schwangerschaft für die Frau zu schwerwiegenden Konfliktsituationen führen. Zu ihrer Bewältigung bedarf es einer Neufassung des bestehenden § 218 StGB.

Der strafrechtliche Schutz des werdenden Lebens beginnt mit dem Abschluß der Nidation.

Der bisherigen Rechtsprechung folgend, soll die Abtötung der Leibesfrucht durch einen Arzt nicht mit Strafe bedroht sein, wenn sie zur Abwehr eines schweren körperlichen, geistigen oder seelischen Schadens der Mutter unerläßlich ist (medizinische Indikation).

Sehr eng abzugrenzende Fälle, in denen die Schwangerschaft auf Notzucht oder auf dem Mißbrauch willenloser Personen beruht und das Austragen der Schwangerschaft für die Frau eine unzumutbare Härte bedeutet, sind nicht strafbar (kriminologische Indikation). Gegen eine mißbräuchliche Berufung auf diese Indikation sind wirksame Sicherungen vorzusehen.

Den Gerichten sollte eine Möglichkeit eingeräumt werden, in außergewöhnlichen Konfliktsituationen von Strafe abzusehen.

In jedem Falle einer Indikation bedarf es einer vorhergehenden Entscheidung eines von der zuständigen Ärztekammer bestellten Gutachter-Gremiums. Der Eingriff darf nur durch einen Arzt vorgenommen werden.

Bei einer Neufassung des § 218 wird aus der Bindung des Gewissens heraus zu entscheiden sein."

Quelle: CDU-Dokumentation über d. Stand d. Diskussion um die Reform des § 218 StGB-Abtreibung Nr. N/17 Bonn, o. J.

Dokument 6

Obiger CDU-Beschluß basiert auf 4 Thesen des Arbeitskreises für Allgemeine und Rechtsfragen:

Thesen des Arbeitskreises

zur Diskussion
über die Problematik der Abtreibung

These 1: Das Leben, auch das werdende Leben, ist ein durch das Grundgesetz geschütztes, unantastbares und unverzichtbares Rechtsgut. Eine generelle Freigabe der Abtreibung, auch wenn sie auf bestimmte Zeiträume zu Beginn der Schwangerschaft beschränkt wird, verbietet sich daher. Ausnahmen können nur zugelassen werden, soweit sie geeignet sind, die Rechtswidrigkeit oder die persönliche Schuld auszuschließen.

These 2: Der Schutz setzt mit dem Beginn der Schwangerschaft ein. Der Zeitpunkt, in dem die Schwangerschaft beginnt, muß unter Berücksichtigung der Erkenntnisse der dafür Sachverständigen bestimmt werden.

These 3: Entsprechend der gesicherten Rechtsprechung kann die Abtötung der Leibesfrucht nur in solchen Fällen als gerechtfertigt angesehen werden, in denen das Austragen der Schwangerschaft eine ernste Gefahr für das Leben und die Gesundheit der Frau mit sich bringen würde (medizinische Indikation).

These 4: In weiteren sehr eng abzugrenzenden Fällen kann eine Straflosigkeit der Abtreibung allenfalls unter dem Gesichtspunkt, ob der Frau das Austragen der Schwangerschaft zugemutet werden kann, geregelt werden, sofern die Abtreibung in derartigen Fällen innerhalb eines zu begrenzenden Zeitraums zu Beginn der Schwangerschaft vorgenommen wird.

Quelle: CDU/CSU-Fraktion des Deutschen Bundestages. Arbeitskreis für Allgemeine und Rechtsfragen. Bonn, 1972.

Dokument 7

Antrag auf Fristenlösung
Zustimmung der FDP-Bundestagsfraktion

Mitglieder der FDP-Bundestagsfraktion haben einen Initiativantrag zur Reform des § 218 eingebracht, der von einigen Mitgliedern der SPD-Bundestagsfraktion mitgetragen wird. Diesem Gesetzentwurf ist von der FDP-Bundestagsfraktion zugestimmt worden. Die FDP strebt damit eine Fristenlösung an. Die Entscheidung eines Schwangerschaftsabbruches durch einen Arzt bleibt bis zum Ende des dritten Schwangerschaftsmonats der Frau allein überlassen. Gutachterstellen sieht der Entwurf nicht vor.

Deutscher Bundestag | Drucksache VI/3137
6. Wahlperiode | Sachgebiet 450

VORBLATT

Entwurf eines Gesetzes
zur Änderung des § 218 des Strafgesetzbuches

(Gesetzentwurf der Abgeordneten Dr. de With, Frau Dr. Timm, Brandt (Grolsheim), Frau Renger, Kleinert, Frau Funke, Frau Dr. Diemer-Nicolaus, Grüner und Genossen)

A. Zielsetzung

Der Entwurf strebt einen wirksamen Schutz für das werdende Leben an, der mit den geltenden strafrechtlichen Bestimmungen nicht mehr gewährleistet ist. Es ist das Ziel, kriminelle Aborte zu senken und auf die Dauer die Zahl der Aborte überhaupt einzudämmen.

B. Lösung

Der Entwurf sieht für den Schwangerschaftsabbruch Straffreiheit vor, wenn dieser zwischen dem 14. Tag und dem Ende des dritten Monats nach der Empfängnis mit Einwilligung der Schwangeren nach ärztlicher Beratung von einem Arzt vorgenommen wird (sog. Fristenmodell). Nach diesem Zeitpunkt ist der Abbruch der Schwangerschaft nur straffrei, wenn die Voraussetzungen einer medizinischen oder kindlichen Indikation vorliegen.

C. Alternativen

keine

D. Kosten

keine

DEUTSCHER BUNDESTAG
6. Wahlperiode

Drucksache VI/3137
Sachgebiet 450

ANTRAG

der Abgeordneten Dr. de With, Frau Dr. Timm, Brandt (Grolsheim), Krockert, Frau Renger, Kleiner, Frau Funcke, Frau Dr. Diemer-Nicolaus, Grüner und Genossen

Der Bundestag wolle beschließen:

Entwurf eines Gesetzes
zur Änderung des Strafgesetzbuches (StGB)

Der Bundestag hat das folgende Gesetz beschlossen:

Artikel 1

Änderung des Strafgesetzbuches

Der § 218 des Strafgesetzbuches wird durch folgende Vorschriften ersetzt:

„§ 218

(1) Wer in der Zeit zwischen dem 14. Tag und dem Ende des dritten Monats nach der Empfängnis die Schwangerschaft abbricht, wird mit Freiheitsstrafe bis zu drei Jahren oder mit Geldstrafe bestraft, es sei denn, daß der Schwangerschaftsabbruch mit Einwilligung der Schwangeren nach ärztlicher Beratung von einem Arzt vorgenommen wird.

(2) Begeht die Schwangere die Tat, kann das Gericht von Strafe absehen, wenn sie in besonderer Bedrängnis gehandelt hat.

(3) Der Versuch ist strafbar. Die Schwangere wird nicht wegen Versuchs bestraft.

§ 218a

(1) Wer später als drei Monate nach der Empfängnis die Schwangerschaft abbricht, wird mit Freiheitsstrafe bis zu drei Jahren bestraft, es sei denn, daß der Schwangerschaftsabbruch mit Einwilligung der Schwangeren von einem Arzt vorgenommen wird und

1. der Abbruch nach den Erkenntnissen und Erfahrungen der medizinischen Wissenschaft angezeigt ist, um ernste Gefahren für Leben oder Gesundheit der Schwangeren abzuwehren, oder
2. dringende Gründe für die Annahme sprechen, daß das Kind geistig oder körperlich schwer geschädigt sein würde und seit der Empfängnis nicht mehr als 22 Wochen verstrichen sind.

Die Voraussetzungen zu Nummern 1 und 2 müssen durch eine ärztliche Gutachterstelle festgestellt sein.

(2) Begeht die Schwangere die Tat, kann das Gericht von Strafe absehen, wenn sie in besonderer Bedrängnis gehandelt hat.
(3) Der Versuch ist strafbar. Die Schwangere wird nicht wegen Versuchs bestraft.

§ 218b

(1) Wer an der Schwangeren die Schwangerschaft gegen deren Willen oder ohne Arzt zu sein abbricht, wird mit Freiheitsstrafe nicht unter einem Jahr bestraft, in minder schweren Fällen nicht unter sechs Monaten.
(2) Der Versuch ist strafbar."

Artikel 2

Land Berlin

Dieses Gesetz gilt nach Maßgabe des § 13 Abs. 1 des Dritten Überleitungsgesetzes vom 4. Januar 1952 (BGBl. I S. 1) auch im Land Berlin.

Artikel 3

Inkrafttreten

Dieses Gesetz tritt am Tage seiner Verkündung in Kraft.

Bonn, den 9. Februar 1972

Unterschrift der antragenden Abgeordneten

Dokument 8

Zum Schutz des ungeborenen Lebens

Verlautbarung der Deutschen Bischofskonferenz zur Verantwortung für das ungeborene Leben

Nach jahrelanger Diskussion über die Reform der Strafvorschriften gegen den Schwangerschaftsabbruch liegen jetzt dem Deutschen Bundestag zwei Gesetzentwürfe zur Beschlußfassung vor. Wir Bischöfe haben bereist in unseren Verlautbarungen vom 25. September 1970 und vom 23. September 1971 betont, daß es eine der wesentlichen Pflichten eines Rechtsstaates ist, das Leben zu schützen, und daß dieser Schutz uneingeschränkt auch dem ungeborenen Leben zusteht. Das Zentralkomitee der Deutschen Katholiken, Laiengremien und diözesane Räte, katholische Verbände und Zehntausende einzelner Christen haben sich inzwischen in gleicher Richtung zu Wort gemeldet. Aus der Sorge um die Unantastbarkeit des menschlichen Lebens und um die Entwicklung unseres staatlichen Rechts wie aus der Verantwortung für unsere Gesellschaft betonen wir erneut:

Menschliches Leben beginnt mit der Keimzellenverschmelzung, also im Augenblick der Empfängnis. Von diesem Tag an ist das Leben unantastbar. Die Mutter hat kein Verfügungsrecht über das ungeborene Leben; denn das Kind im Mutterleib ist nicht Teil des Körpers der Mutter, sondern es ist eigenes und selbständiges Leben. Der Staat darf dieses Leben nicht der freien Verfügung überlassen; er ist vielmehr verpflichtet, das ungeborene Leben durch sein Strafrecht vor der Vernichtung zu schützen und durch soziale Maßnahmen zu fördern.

Die Kirche ist bereit, den in Not geratenen Frauen durch konkrete persönliche Hilfe wie mit ihren sozialen Einrichtungen beizustehen.

Dieser Schutzverpflichtung wird der von der Bundesregierung vorgelegte Entwurf eines Fünften Gesetzes zur Reform des Strafrechts nicht gerecht. Er überantwortet die Entscheidung über Leben und Tod nicht nur der Schwangeren und einem einzelnen Arzt, er weitet auch die Abtreibungsvoraussetzungen in einem Maße aus, daß die im Gesetzentwurf vorgesehene Regelung in ihrer praktischen Auswirkung einer generellen Freigabe des Schwangerschaftsabbruchs bedenklich nahe kommt.

Erst recht widerspricht die voraussetzungslose Freigabe der Abtreibung in den ersten drei Monaten der Schwangerschaft, wie sie der Gesetzentwurf einer Gruppe von Abgeordneten des Bundestages vorsieht, der unverzichtbaren staatlichen Schutzfunktion für das ungeborene Leben.

Gegen die in den Entwürfen geplante weitgehende Preisgabe des ungeborenen Lebens müssen wir Bischöfe uns in aller Form verwahren und Protest erheben. Wie wissen uns in diesem Protest auch mit den Bischöfen und den Gläubigen im anderen Teil Deutschlands einig. Wir appellieren erneut an alle Abgeordneten des Deutschen Bundestages, den vorgelegten Gesetzesentwürfen die Zustimmung zu versagen und nur ein Gesetz anzunehmen, das dem ungeborenen Leben den ihm zustehenden Rechtsschutz garantiert.

Freising, 24. 2. 1972

Für die Deutsche Bischofskonferenz
† *Julius Kardinal Döpfner*
Erzbischof von München und Freising
Vorsitzender

Quelle: Kommissariat der Deutschen Bischöfe, Katholisches Büro, Bonn, 1972

Dokument 9

Katholische Ordinarien-Konferenz zum Fristengesetz der DDR

Die Reaktion auf das Fristengesetz, das mit 14 Gegenstimmen bei 8 Enthaltungen von der Volkskammer am 9. 3. 1972 mit absoluter

Stimmenmehrheit angenommen wurde, hat nicht unerheblichen Widerspruch in der DDR ausgelöst.

Am klarsten wurden die Sorgen durch einen Hirtenbrief artikuliert, der von allen Kanzeln der katholischen Kirchen am 9. Januar 1972, also 2 Monate vor der Verabschiedung, verlesen wurde:

Erklärung der Berliner Ordinarienkonferenz zur geplanten „Fristenlösung" in der DDR

> Die Berliner Ordinarienkonferenz, in der alle katholischen Bischöfe und Bischöflichen Kommissare der DDR zusammengeschlossen sind, hat in einer Erklärung zum bevorstehenden Gesetz über die Legalisierung der Schwangerschaftsunterbrechung bis zum dritten Monat auf Antrag der Frau Stellung genommen. Die neue gesetzliche Regelung war in einer Pressemeldung als „Gemeinsamer Beschluß des Politbüros des ZK der SED und des Ministerrates der DDR" am 23. Dezember angekündigt worden und hat unter den Gläubigen und vor allem unter Medizinern und Pflegepersonal nicht unerhebliche Unruhe hervorgerufen. Die von der Berliner Ordinarienkonferenz auf einer Sondersitzung beschlossene Erklärung ist am Sonntag, den 9. Januar 1972 von allen Kanzeln der katholischen Kirchen in der DDR verlesen worden und hat folgenden Wortlaut:

„Mit Bedauern und großer Sorge haben wir am 23. Dezember 1971 durch die Presse den Beschluß des Ministerrates der DDR zur Kenntnis nehmen müssen, daß in einer künftigen gesetzlichen Regelung jede Frau selbst entscheiden kann, ob sie bis zum Ablauf von drei Monaten ihre Schwangerschaft unterbrechen möchte.

Als vor über sechs Jahren die Unterbrechung der Schwangerschaft auf Antrag bei der zuständigen Kommission des Gesundheitswesens gesetzlich erlaubt wurde, haben wir in unserer Erklärung vom 1. November 1965 darauf hingewiesen, daß damit eine unheilvolle Entwicklung für das ganze Volk beginnen würde. Dies wird durch die geplante neue Regelung bestätigt, die nach diesen sechs Jahren wiederum der illegalen Abtreibung steuern soll. Sie wird aber selbst wiederum Anfang eines größeren Schadens sein.

Wir müssen heute wie damals an die unaufgebbare christliche Überzeugung erinnern, daß jegliches menschliche Leben seine eigene Würde hat und daher dem Schutz des einzelnen und der Gesellschaft anvertraut ist.

Das Zweite Vatikanische Konzil sagt dazu: ‚Gott der Herr des Lebens hat den Menschen die hohe Aufgabe der Erhaltung des Lebens übertragen, die auf eine menschenwürdige Weise erfüllt werden muß. Das Leben ist daher von der Empfängnis an mit höchster Sorgfalt zu schützen.' (Pastoralkonstitution über die Kirche in der Welt von heute, Nr. 51).

Die Kirche sieht durchaus die möglichen Schwierigkeiten und weiß um persönliche Notlagen, die entstehen können. Dennoch muß sie unsittliche Lösungen ablehnen. Ebenso wie die katholischen Bischöfe der Länder, in denen Schwangerschaftsunterbrechungen bereits gesetzlich erlaubt wurden, erklären wir in Übereinstimmung mit dem Konzil: ‚Abtreibung und Tötung des Kindes sind verabscheuungswürdige Verbrechen'. (ebd.)

Für den Christen ist das werdende Leben nicht der Verfügung und den Interessen des einzelnen oder der Gesellschaft ausgeliefert. Wir bitten und ermahnen daher alle Gläubigen, ihr Gewissen am Gebot Gottes auszurichten, auch wenn in der Öffentlichkeit mit scheinbar guten Gründen andere Meinungen vertreten werden. Jedes menschliche Leben steht unter dem Schutz des Gebotes: Du sollst nicht töten.

Es ist die Aufgabe eines jeden Staates, das menschliche Leben zu schützen, zumal das wehrlose Leben, das des besonderen Schutzes bedarf.

Für die werdende Mutter und für das Kind ist in der sonstigen Gesetzgebung der DDR in besonderer Weise gesorgt, in medizinischer, sozialer, arbeitsrechtlicher und finanzieller Hinsicht.

Gerade deshalb ist eine Notlage, die eine Abtreibung rechtfertigen könnte, schwerlich gegeben.

Wenn eine Gesellschaft auf den gesetzlichen Schutz des werdenden Lebens verzichtet, wird sie mit ihrem Bemühen um wahren Humanismus unglaubwürdig.

Eine Praxis der Abtreibung werdenden Lebens bis zum dritten Monat, die allein in die freie Entscheidung der einzelnen Frau gestellt wäre, müßte das Empfinden für den Wert des Menschenlebens überhaupt schwer schädigen.

Für das Lebensrecht des Menschen kann es keine zeitlichen Schranken geben. Ebensowenig wie der Greis darf das Kind im Mutterleib seines Lebens beraubt werden.

Der so zu befürchtende Schaden wäre verhängnisvoller als das ebenfalls zu erwartende Sinken der Geburtenziffer.

Wir Bischöfe treten mit dieser Erklärung auch für die Ärzte und Schwestern ein, die nach ihrem christlichen Gewissen und nach ihrem ärztlichen Ethos bei einer Abtreibung nicht mitwirken können. Wir erwarten, daß ihnen kein persönlicher und beruflicher Nachteil erwächst, wenn sie entsprechend der durch die Verfassung der DDR garantierten Gewissensfreiheit handeln.

Wir Christen sind der Überzeugung, daß unser Festhalten an der Unantastbarkeit und unser Eintreten für den Schutz menschlichen Lebens dem Wohle des einzelnen und der ganzen Gesellschaft dient. Für uns gilt das Gebot Gottes, des Schöpfers: ‚Du sollst nicht töten'."

Berlin, den 3. Januar 1972

Alfred Cardinal Bengsch, Erzbischof, Bischof von Berlin; Gerhard Schaffran, Bischof von Meißen; Hugo Aufderbeck, Bischof und Commissarius in Erfurt; Heinrich Theissing, Bischof und Commissarius in Schwerin; Johannes Braun, Bischof und Commissarius in Magdeburg; Bernhard Huhn, Weihbischof und Generalvikar in Görlitz; Prälat Karl Ebert, Bischöflicher Commissarius in Meiningen; Johannes Kleineidam, Weihbischof in Berlin.

Dokument 10

Erklärung des Rates der Evangelischen Kirche in Deutschland zu den Rechtsfragen des Schwangerschaftsabbruchs Vom 17. März 1972

Mit großer Leidenschaft wird in der deutschen Öffentlichkeit die Reform gesetzlicher Bestimmungen zum Schwangerschaftsabbruch diskutiert. Unter besonderer Hervorhebung der rechtlichen und gesellschaftlichen Aspekte nimmt der Rat der Evangelischen Kirche in Deutschland hierzu folgendermaßen Stellung.

I.

Die Diskussion entzündet sich besonders daran, daß Staat und Gesellschaft diese Frage bisher zu sehr unter strafrechtlichen Gesichtspunkten behandelt haben. Das geltende Recht sucht die Unantastbarkeit des ungeborenen Lebens durch die Androhung von Strafen zu sichern, es läßt den Schwangerschaftsabbruch nur im Falle einer schweren Gefährdung von Leben und Gesundheit der Frau straffrei. Dieses Strafrecht hat eine unübersehbar große Zahl von illegalen Abtreibungen nicht verhindern können.

Weder eine Verschärfung noch eine Milderung noch eine Angleichung der Strafbestimmungen an die heutige Lebenswirklichkeit wird diese Lage nennenswert ändern können. Es besteht Übereinstimmung darin, daß eine Neufassung der Strafbestimmungen für sich noch keine Reform darstellt. Vielmehr bedarf es umfangreicher Anstrengungen des Gesetzgebers und der hierzu berufenen gesellschaftlichen Kräfte, wirksame Hilfen menschlicher und sozialpolitischer Art für bedrängte Frauen und ihre Familien zu schaffen. Nur so sind Strafbestimmungen als ein letzter Ausweg glaubwürdig. Und nur so kann es die Gemeinschaft verantworten, in besonders schweren Konfliktsfällen, in denen auf andere Weise nicht zu helfen ist, den Abbruch einer Schwangerschaft zuzulassen.

II.

Eine so verstandene Reform muß eine Reihe von Grundwerten berücksichtigen.

1. Es geht in der Frage des Schwangerschaftsabbruchs um nichts Geringeres als um das Verständnis von Leben, das nach christlicher Verkündigung von Gott gegeben ist und vor ihm verantwortet wird. Schutz und Förderung des Lebens sind aber auch ein allgemeines menschliches Grundgebot. Das eigene Leben zu verantworten und das Leben anderer zu schützen, fordert von jedem einzelnen die Bereitschaft, Opfer zu bringen und Gefahren zu bestehen. Von diesem Verständnis menschlichen Lebens darf das ungeborene Leben nicht ausgenommen werden. Es ist einem eigenmächtigen Zugriff nicht verfügbar.

2. Schwangerschaft und Geburt werden heute häufig anders als in früheren Generationen erfahren. Die nachfolgende Sorge für Kinder und Familie legt in vielen Fällen der Mutter besondere Lasten auf. Familie, Kirche und Gesellschaft sind es ihr schuldig, ihr diese Lasten soweit wie möglich zu erleichtern, damit die Freude an Kindern erhalten bleibt. Ihr dieses zu verweigern, bedeutet eine Mißachtung des Lebens der Frau. Viele Argumente in der Diskussion um den Schwangerschaftsabbruch lassen erkennen, daß eine geringere Wertung der Frau gegenüber dem Mann nach wie vor zu den Kennzeichen unserer Gesellschaft gehört. Eine breite Freigabe des Schwangerschaftsabbruchs würde hier keinen Wandel schaffen, sondern eher die entgegengesetzte Wirkung haben. Eine größere Rücksichtnahme des Mannes auf die Frau im geschlechtlichen Umgang ist das eigentlich menschliche Gebot.

3. Es gibt Fälle, in denen eine Frau durch eine Schwangerschaft in eine solche Bedrängnis gerät, daß das Strafrecht ein Austragen der Leibesfrucht nicht erzwingen sollte. Wo sich menschlich gesehen einer Frau kein anderer Ausweg zeigt, ist es ihre Gewissensentscheidung, ob sie von der durch Straffreiheit gegebenen Möglichkeit Gebrauch macht. Dabei ist zu bedenken, daß ein vom Gesetzgeber straffrei gelassenes Verhalten damit noch nicht sittlich gerechtfertigt ist. Wenn sich eine Frau trotz schwieriger Situation dafür entscheidet, ihr Kind auszutragen, verdient sie jede Achtung und jede nur mögliche Hilfe.

4. Der Schwangerschaftsabbruch wird von vielen Frauen als ihr eigenes Lebensrecht beansprucht. Von ärztlicher Seite wird dagegen immer wieder neu zu bedenken gegeben, daß ein Schwangerschaftsabbruch nicht nur ein körperlicher Vorgang ist, sondern tief in seelische Grundlagen der betroffenen Frau eingreift. Schwerer noch als die unmittelbaren körperlichen Gefahren wiegen die physischen und psychischen Spätfolgen eines Schwangerschaftsabbruchs, deren Ausmaß noch nicht ausreichend erforscht ist.

5. Die Gesellschaft hat alles Interesse daran, die sittlichen Grundlagen des ärztlichen Berufes nicht anzutasten. Eine über das zwingend notwendige Maß hinausgehende Ermöglichung des Schwangerschaftsabbruchs bringt auch den Gesetzgeber mit dem ärztlichen Grundgebot, alle Möglichkeiten der Erhaltung von Leben auszuschöpfen, in einen unheilvollen Konflikt. Statt dessen sollte es allgemein mit Dankbarkeit anerkannt werden, daß ein so wichtiger Berufsstand wie der des Arztes auch heute auf die Wahrung seiner sittlichen Grundlagen bedacht ist.

III.

Strafrechtliche Bestimmungen zum Schwangerschaftsabbruch müssen die Unantastbarkeit ungeborenen Lebens zugrundelegen, zugleich aber auch einen Ausweg im Notfall vorsehen. Daran sind die beiden gegenwärtig dem Gesetzgeber vorliegenden Entwürfe zu prüfen.

1. Als Ergebnis einer breiten öffentlichen Diskussion liegt dem Bundestag der Initiativantrag einer Abgeordnetengruppe vor. Danach soll der Schwangerschaftsabbruch bis zum Ende des dritten Monats nach der Empfängnis straffrei bleiben, wenn er mit Einwilligung der Schwangeren nach ärztlicher Beratung von einem Arzt vorgenommen wird (Fristenregelung). Es soll nicht verkannt werden, daß auch dieser Entwurf einen wirksamen Schutz für das ungeborene Leben zum Ziele hat und daß hinter ihm die Überlegung steht, auf welche Weise das Strafrecht diesen Schutz am ehesten erreichen kann. Doch muß man wegen des Fehlens jeglicher Gesichtspunkte zur Beurteilung des Einzelfalles und näherer Bestimmungen zum Verfahren daran zweifeln, ob das Ziel auf diese Weise erreichbar ist. Mit Recht heißt es daher in der Begründung zum Entwurf der Bundesregierung, daß ein derartiges Fristenmodell einer Freigabe des Schwangerschaftsabbruchs gleichzuachten ist.

2. Der von der Bundesregierung den gesetzgebenden Organen zugeleitete Entwurf eines Fünften Gesetzes zur Reform des Strafrechts mit einer Neufassung der Bestimmungen zum Schwangerschaftsabbruch legt den Schutz des ungeborenen Lebens als eines im Grundsatz unverletzlichen Rechtsgutes zugrunde, sichert dieses durch eine rechtliche Sanktion und wendet zur Beurteilung von Ausnahmefällen, in denen dem Gesetzgeber ein Schwangerschaftsabbruch strafrechtlich gesehen gerechtfertigt erscheint, das Indikationenmodell an. Dabei geht der Entwurf über die schon bisher geltende medizinische Indikation hinaus, indem er für diese die Berücksichtigung der Lebensverhältnisse der Schwangeren hinzufügt sowie die sogenannte kindliche und die ethische Indikation anerkennt. Außerdem wird mit der Indikation der allgemeinen Notlage eine neuartige Indikationsform hinzugefügt, die unter bestimmten Voraussetzungen auch die Berücksichtigung anderer schwerer Konflikte erlaubt.

3. Es ist zu begrüßen, daß dieser Entwurf sich mit großer Entschiedenheit an dem Grundsatz orientiert, daß menschliches Leben auch vor der Geburt ein schutzwürdiges und schutzbedürftiges Rechtsgut ist. Folgerichtig sucht er die vier Indikationsbereiche so zu gestalten, daß der Schwangerschaftsabbruch auf die Lösung besonders schwerer Konfliktsfälle beschränkt bleibt. Dennoch müssen an den Entwurf kritische Anfragen gerichtet werden, von denen hier die wichtigsten genannt werden.

a) Diese Anfragen betreffen besonders die Notlagenindikation, die nach dem Willen des Entwurfs zwar als ein Auffangtatbestand nur in ganz besonderen Ausnahmefällen einer sonst ausweglosen Situation der Frau angewendet werden soll. Es ist aber zu befürchten, daß wegen der sehr subjektiven Bewertungsmöglichkeiten eines Notstands ein Prozeß der Aushöhlung des im Ansatz so entschiedenen Gesamtentwurfs eingeleitet wird.

b) Eine solche Entwicklung wird durch die Systematik in den materiellen Aussagen des Entwurfs begünstigt, weil die Bestimmungen über den straffreien Abbruch der Schwangerschaft wegen allgemeiner Notlage denen über die drei anderen Indikationen angefügt werden. Medizinische Gründe, Schädigung der Leibesfrucht und aufgezwungene Schwangerschaft sind Sonderfälle einer allgemeinen schwerwiegenden Notlage. Es käme ihrer verantwortlichen Anwendung zugute, wenn die im jetzigen Entwurf an vierter Stelle aufgeführte Notlagenindikation vorangestellt würde, um die drei anderen als Regelbeispiele folgen zu lassen. Damit wäre das Maß der Anforderungen an die Anwendung der generellen Notlagenindikation bezeichnet.

c) Die Verfahrensregelung für die Feststellung einer Ausnahmesituation aufgrund der Indikationsfälle läßt für den einzelnen Arzt, der zum Eingriff bereit ist, einen viel zu breiten Ermessensspielraum. Das Indikationenmodell verlangt nach einer sorgfältigen Prüfung des Einzelfalles. Der Grundsatz, daß ein Schwangerschaftsabbruch auch im Notfall eine schwerwiegende Rechtsgutverletzung darstellt, läßt eine objektivierende Begutachtung des Einzelfalles geboten erscheinen. Es ist möglich, das Modell einer Gutachterstelle zu entwickeln, das den bekannten Einwänden gegen eine solche Rechnung trägt.

d) Der Entwurf unterläßt es, auf eine geordnete Beratung der schwangeren Frau abzustellen. Mit einer solchen Beratung hat man in Nachbarländern sehr gute Erfahrungen gemacht, über die der vorliegende Regierungsentwurf zu schnell hinweggeht. Erst die Verknüpfung mit Beratungseinrichtungen würde es erlauben, in den neu gefaßten Strafrechtsbestimmungen wenigstens das Teilstück einer wirksamen Reform zu sehen. Andernfalls bleibt das Strafrecht in der Isolierung, ohne als Instrument einer wirklichen Hilfe zu dienen.

IV.

Der Impuls zur Verbesserung der sozialen Lage kinderreicher oder alleinstehender Mütter und ihrer Kinder, der nach dem Willen der Regierung von ihrem Entwurf ausgehen soll, kann nicht voll zur Wirkung kommen, ohne daß das Strafrecht mit der Beratungsaufgabe verknüpft wird. Ziel der Gesamtreform muß es sein, soziale Hilfen für Frauen, Familien und Kinder zur Verfügung zu stellen, um mit derartigen Alternativen der Versuchung zum Abbruch einer Schwangerschaft entgegenwirken zu können. Auf diese Weise wird die Achtung vor dem Leben und der rechtliche Schutz des ungeborenen Lebens in die Schaffung kinderfreundlicher Lebensbedingungen umgesetzt.

Die Bundesregierung hat diese Aufgabe mit ihrem Programm flankierender Maßnahmen in Angriff genommen. Genau betrachtet haben aber die meisten dieser vorgesehenen Mittel auf die Verhinderung eines Schwangerschaftsabbruches keinen direkten Bezug. Der Staat erwartet mit Recht, daß ihn gesellschaftliche und private Kräfte bei der Bewältigung dieser Aufgabe unterstützen. Dazu bedarf es aber auch bestimmter gesetzlicher Grundlagen und der Erarbeitung eines gezielten sozialpolitischen Programms.

Die Kirchen stellen solche Forderungen nicht nur an Staat und Gesellschaft, sondern sind zu einem eigenen Einsatz bereit. Darum werden die Kirchenleitungen, die diakonischen Werke, die Frauenorganisationen, die sozialen Dienste der Kirche und ihre Beratungseinrichtungen in enger Zusammenarbeit ihr bisheriges Angebot an Hilfeleistungen für Notstände bei Schwangerschaften zu überprüfen und erheblich auszuweiten haben.

Bei nüchterner Einschätzung der Lage kann nicht erwartet werden, daß die Strafrechtsreform und die Verbesserung der Lebensbedingungen dazu führen werden, die Erscheinung des Schwangerschaftsabbruches zu überwinden. Es wird weiterhin Frauen geben, die sich nicht in einer außergewöhnlichen Notlage befinden und sich durch kein Hilfsangebot von dem Entschluß zum Abbruch ihrer Schwangerschaft abbringen lassen. Hier wird deutlich, daß die Arbeit an einer Reform zur Frage des Schwangerschaftsabbruches über sich selbst hinausweist. Sie verbindet sich mit der Aufgabe, in Erziehung, Verkündigung und Seelsorge an der Wiedergewinnung einer verantwortlichen Einstellung zum Leben zu arbeiten.

Quelle: Evangelische Kirche in Deutschland, Kirchenkanzlei, Hannover, 1972.

Dokument 11

Öffentliche Anhörung durch den Sonderausschuß für die Strafrechtsreform

Die Öffentliche Anhörung von Sachverständigen und Auskunftspersonen zum Entwurf eines Fünften Gesetzes zur Reform des Strafrechts (Bundesratsdrucksache 58/72) und zum Entwurf eines Gesetzes zur Änderung des § 218 des Strafgesetzbuches (Drucksache VI/3137) fand in Bonn vom 10. bis 12. 4. 1972 unter Vorsitz des Abgeordneten Dr. Müller-Emmert (SPD) statt. 29 Persönlichkeiten, davon nur 8 Frauen, wurde eine Redezeit von insgesamt 45 Minuten für Diskussion und „Kreuzverhör" zugestanden. Aufgrund des Fragenkatalogs nahmen folgende Sachverständigen und Auskunftspersonen dazu Stellung:

DEUTSCHER BUNDESTAG
6. Wahlperiode
Stenographischer Dienst

74., 75. und 76. Sitzung
des Sonderausschusses für die Strafrechtsreform

Bonn, 10., 11. und 12. April 1972

Der Vorsitzende, Abg. Dr. Müller-Emmert (SPD), eröffnet die 74. Sitzung am 10. April 1972 um 9.05 Uhr.

Tagesordnung:

Öffentliche Anhörung von Sachverständigen und Auskunftspersonen zum Entwurf eines Fünften Gesetzes zur Reform des Strafrechts (Bundesratsdrucksache 58/72) und zum Entwurf eines Gesetzes zur Änderung des § 218 des Strafgesetzbuches (Drucksache VI/3137)

Auf Grund des in Anlage 1 enthaltenen Fragenkatalogs erfolgt die Anhörung der folgenden Sachverständigen und Auskunftspersonen:

Prof. Dr. Klaus Hinrichsen
(Ruhr-Universität Bochum)

Prof. Dr. Richard Kepp
(Frauenklinik Universität Gießen)

Prof. Dr. Josef Zander
(I. Universitätsfrauenklinik München)

Prof. Dr. Hans-Joachim Prill
(Evangelisches Krankenhaus, Bonn-Bad Godesberg)

Prof. Dr. Hans-Dieter Hiersche
(Frauenklinik der Universitätskliniken Mainz)

Prof. Dr. Karl-Heinz Degenhardt
(Institut für Humangenetik und vergleichende Erbpathologie, Frankfurt)

Prof. Dr. Horst Bickel
(Kinderklinik, Heildelberg)

Prof. Dr. Walter Schulte
(Universitäts-Nervenklinik, Tübingen)

Prof. Dr. Tobias Brocher
(Institut für Sexualforschung, Gießen)

Dr. Klaus Rolinski
(Johannes-Gutenberg-Universität, Mainz)

Dr. Udo Derbolowsky
(Hamburg)

Prof. Dr. Günther Dotzauer
(Institut für gerichtliche Medizin der Universität Köln)

Prof. Dr. Wigand Siebel
(Soziologisches Institut der Universität des Saarlandes)

Frau Prof. Dr. Helge Pross
(Justus-Liebig-Universität, Gießen)

Dr. Wilhelm Ahrens
(Ärztekammer Hamburg)

Dr. Dr. Manfred Hagedorn
(Bonn)

Dr. Guido N. Groeger
(Evang. Zentralinstitut für Familienberatung, Berlin)

Frau Dr. Eva Hobbing
(Bundesverband „PRO FAMILIA“, Frankfurt)

Frau Diplom-Volkswirt Anneliese Ullrich
(Sozialdienst katholischer Frauen)

Frau Else Funke
(Deutscher Berufsverband der Sozialarbeiter und Sozialpädagogen)

Amtsgerichtsdirektor Berthold Heinen
(Bundesarbeitsgemeinschaft „Hilfe für Behinderte“)

Prof. Dr. Walter Fabian
(Humanistische Union, Köln)

Prof. Dr. Alois Heck
(Kommissariat der deutschen Bischöfe)

Prof. Dr. Johannes Bökmann
(Kommissariat der deutschen Bischöfe)

Oberkirchenrat Erwin Wilkens
(Sprecher des Bevollmächtigten des Rates der Evangelischen Kirche in Deutschland am Sitz der Bundesrepublik Deutschland)

Frau Dr. Elisabeth Schwarzhaupt
(Deutscher Frauenrat)

Frau Luise Schöffel
(Sprecherin des Verbandes alleinstehender Mütter)

Frau Barbara Nirumand
(Sprecherin der „Aktion 218")

Frau Dr. Marianne Kaatz
(Aktion Ulm 1970, Ulm)

DEUTSCHER BUNDESTAG
74., 75. und 76. Sitzung
Sonderausschuß für die Strafrechtsreform

Fragenkatalog für die öffentliche Anhörung von Sachverständigen zur Reform des § 218 des Strafgesetzbuches

I.

1. a) Gibt es nach der Konzeption Vorgänge in der Entwicklung des ungeborenen Lebens, die für den Beginn oder die Verstärkung des strafrechtlichen Schutzes des ungeborenen Lebens von Bedeutung sein können?
   b) Gibt es physische oder psychische Veränderungen bei der Schwangeren, die für den strafrechtlichen Schutz relevant sein können?
2. Vom wievielten Tag nach der Konzeption an läßt sich eine Schwangerschaft feststellen?
   Mit welcher Genauigkeit läßt sich das jeweilige Stadium der Schwangerschaft, insbesondere am Ende des dritten Monats – objektiv und unabhängig von den Angaben der Schwangeren –, feststellen?
   Wie groß ist der Prozentsatz der Fälle, in denen auch nach der Konzeption die Regel noch eintritt; in welchem Stadium wird in diesen Fällen die Schwangere selbst auf ihre Schwangerschaft aufmerksam?

II.

Läßt sich von den als „Pille danach" bekannten Medikamenten und den Intrauterinpessaren zuverlässig sagen, daß sie das befruchtete Ei

nur bis zum Abschluß seiner Einnistung in die Gebärmutter an der Weiterentwicklung hindern?
Sind Medikamente bekannt oder für die Zukunft zu erwarten, die auch nach dem Abschluß der Nidation diese Wirkung entfalten?

III.

1. Liegen Anhaltspunkte über die Zahl der Schwangerschaftsabbrüche (pro Jahr) vor, die gegenwärtig illegal durchgeführt werden?
2. Können Angaben darüber gemacht werden, in wie vielen Fällen der Tod oder ein gesundheitlicher Schaden (physischer oder psychischer Art) bei Schwangeren eingetreten ist, und zwar
   a) nach illegalen Eingriffen und
   b) nach legalen Eingriffen?
3. a) Welche den Regeln der ärztlichen Kunst entsprechenden Methoden stehen zur Verfügung, um in den jeweiligen Schwangerschaftsstadien eine Schwangerschaft abzubrechen?
   b) Welche gesundheitlichen (physischen und psychischen) Schäden können bei der Anwendung der jeweiligen Methode durch einen Arzt für die Schwangere eintreten?
   Kann die Fehleinschätzung des Schwangerschaftsstadiums zusätzliche Gefahren mit sich bringen?
   Wie groß ist bei den verschiedenen Methoden des ärztlichen Schwangerschaftsabbruchs die Wahrscheinlichkeit einer derartigen Schädigung; bis zu welchem Stadium der Schwangerschaft ist der Schwangerschaftsabbruch relativ am wenigsten gefährlich?

IV.

1. Welche Erkenntnisse gibt es hinsichtlich der gegenwärtig in der Bundesrepublik vorgenommenen illegalen Abtreibungen
   a) über die Motive der betroffenen Frauen;
   b) über Alter, Kinderzahl, Familienstand und andere persönliche und soziale Verhältnisse der Schwangeren?
2. Liegen aus anderen Ländern, die die Möglichkeiten des legalen Schwangerschaftsabbruchs erweitert haben, Erfahrungen darüber vor,
   a) wie sich (im Vergleich zur Situation vor der Liberalisierung) die Zahlen der legalen und der illegalen Schwangerschaftsabbrüche entwickelt haben;
   b) wie sich (im Vergleich zur Situation vor der Liberalisierung) die Zahlen der Fälle entwickelt haben, in denen die Schwangere als Folge des Eingriffs den Tod oder einen physischen oder psychischen Schaden erlitten hat?
3. Gibt es Erkenntnisse im In- und Ausland über den Zusammenhang zwischen Empfängnisverhütung und Schwangerschaftsabbruch; wenn ja, welche?

4. Sind, auch bei Berücksichtigung ausländischer Erfahrungen, von einer nennenswerten Zunahme der legalen Schwangerschaftsabbrüche Auswirkungen auf
   a) die Situation in den Krankenhäusern und in der Praxis der niedergelassenen Ärzte,
   b) das Verhalten der Krankenschwestern und Krankenpfleger

   zu erwarten?

V.

Soll bzw. darf eine Regelung getroffen werden, nach der innerhalb einer bestimmten Frist der bloße Wille der Schwangeren den straffreien Schwangerschaftsabbruch begründen kann (Fristenlösung, vgl. Initiativantrag) oder
ist als weitere Voraussetzung für die Nichtstrafbarkeit des Schwangerschaftsabbruchs in jedem Fall das Vorliegen einer im Gesetz umschriebenen Indikation zu verlangen (Indikationenlösung, vgl. Regierungsentwurf)?
Welche grundsätzlichen und praktischen Erwägungen sind für diese Antwort maßgebend?

VI.

Für den Fall, daß sich der Gesetzgeber für eine Fristenlösung entscheiden sollte:

1. Welche Frist soll maßgebend sein?
   (Die Frage, ob nach Ablauf der Frist der Schwangerschaftsabbruch noch aus anderen als medizinischen Gründen zugelassen werden soll – vgl. § 218 des Initiativantrags –, soll bei den entsprechenden Fragen zu VII erörtert werden.)
2. Welche Voraussetzungen sind in bezug auf den Eingriff während dieser Frist und die Beratung zu fordern?
   (Eingriff nur durch Arzt, Facharzt? Vorausgehende Beratung durch einen anderen Arzt, Facharzt oder ein Gremium?)

VII.

Für den Fall, daß sich der Gesetzgeber für eine Indikationenlösung entscheiden sollte:

1. Soll bei der Umschreibung der medizinischen Indikation auch auf die sozialen Lebensumstände der Schwangeren Bezug genommen werden (vgl. § 219 Abs. 2 des Regierungsentwurfs)?
2. Soll bzw. darf der Schwangerschaftsabbruch wegen einer zu befürchtenden Schädigung der Leibesfrucht zugelassen werden (vgl. § 219b des Regierungsentwurfs, § 218 Abs. 1 Nr. 2 des Initiativantrags)?
   Welche Schädigungen kommen in Frage; in welchem Schwangerschaftsstadium und mit welchem Grad der Zuverlässigkeit lassen sie sich feststellen; welche Fortschritte der pränatalen Diagnostik sind zu erwarten?

Wie ist die Frist zu bemessen, innerhalb deren der Schwangerschaftsabbruch aus diesen Gründen zugelassen werden kann?

3. Soll bzw. darf der Abbruch der Schwangerschaft in den Fällen zugelassen werden, in denen sie auf einer mit Strafe bedrohten Handlung des Schwängerers beruht (vgl. § 219c des Regierungsentwurfs)? Welche mit Strafe bedrohten Handlungen sollen den Schwangerschaftsabbruch begründen können?
Kann verlangt werden, daß die von einer Vergewaltigung betroffene Frau unverzüglich Anzeige erstattet oder sich von einem Arzt untersuchen läßt?
4. Soll bzw. darf neben der medizinischen, ethischen und kindlichen Indikation eine weitere Indikation zugelassen werden, die sonstige schwerwiegende Notlagen der Schwangeren berücksichtigt (vgl. § 219d des Regierungsentwurfs)?
Wie müßte sie umschrieben werden?
Soll nach ausländischem Vorbild der Schwangerschaftsabbruch ohne weiteres zugelassen werden, wenn die Schwangere ein bestimmtes Lebensalter noch nicht erreicht oder überschritten hat oder eine bestimmte Zahl eigener, im Haushalt lebender Kinder hat?
In welchem Umfang werden bereits heute bei der Begutachtung für den legalen Schwangerschaftsabbruch soziale Faktoren berücksichtigt?

VIII.

Welche Voraussetzungen sind in bezug auf
- die Feststellung der Indikation und die Beratung der Schwangeren
- die Entscheidung über den Eingriff
- die Durchführung des Eingriffs

zu fordern?

1. a) Kann die Feststellung der Indikation dem operierenden Arzt überlassen werden? Falls nein: Welche Art der Begutachtung empfiehlt sich (Begutachtung durch einen nach freier Wahl des operierenden Arztes zugezogenen zweiten Arzt; durch einen auf Grund ärztlicher Tätigkeit mit den Lebensverhältnissen der Schwangeren besonders vertrauten Arzt, vgl. § 220 Abs. 3 Nr. 2 des Regierungsentwurfs; durch einen von der Ärztekammer zur Begutachtung generell ermächtigten Arzt, vgl. § 220 Abs. 2 des Regierungsentwurfs; durch eine Gutachterstelle/Ärztekommission; durch eine bei einem Krankenhaus gebildete Kommission)?
   b) Ist im Regelfall die persönliche Untersuchung durch den Gutachter notwendig?
   c) Soll das ablehnende Votum des Gutachters (Gutachtergremiums) den operierenden Arzt binden?
   d) Welche Erfahrungen wurden mit dem bisherigen Gutachterverfahren gemacht? Gibt es bedeutsame regionale Unterschiede?

2. a) Soll dem Schwangerschaftsabbruch eine Beratung der Schwangeren vorangehen?
   b) Soll diese Beratung der Schwangeren zur Pflicht gemacht oder nur angeboten werden?
   c) Soll die Beratung durch ein aus Vertretern verschiedener Fachgebiete zusammengesetztes Beratergremium oder durch einen einzelnen Berater vorgenommen werden? Wo sollen gegebenenfalls Beratergremien geschaffen werden (bei staatlichen oder kommunalen Dienststellen; bei freien Trägern; bei Kliniken; bei den Ärztekammern)?
   d) Empfiehlt es sich, die Begutachtung und Beratung der Schwangeren miteinander zu verbinden?
3. a) Sollen gesetzliche Vorschriften Anforderungen über die Qualifikation des operierenden Arztes, den Ort des Eingriffs (Krankenhaus; bestimmte Art von Krankenhäusern?) und die Art der Behandlung (stationäre Behandlung?) enthalten?
   b) Wie wird sich eine Regelung auswirken, nach der der legale Schwangerschaftsabbruch stets in die gesetzliche Krankenversicherung einbezogen wird?
4. Ergeben sich aus einer Regelung nach Art der §§ 220, 220a des Regierungsentwurfs (vgl. auch § 218 Abs. 1, § 218a Abs. 1 des Initiativantrags) einerseits und den Vorschriften über das ärztliche Berufsgeheimnis andererseits Spannungen? Sind im Hinblick auf das ärztliche Berufsgeheimnis die entsprechenden Strafvorschriften praktikabel?

IX.

1. Welche Hilfsmöglichkeiten, die der Schwangeren den Entschluß zur Fortsetzung der Schwangerschaft erleichtern könnten, sind derzeit gegeben? Reichen sie aus, oder welche weiteren Möglichkeiten müssen geschaffen werden?
2. Wie kann die Schwangere am besten über die zur Verfügung stehenden Hilfen unterrichtet und bei der Wahrnehmung ihrer Rechte unterstützt werden? Empfiehlt es sich, eine solche Unterrichtung und Unterstützung mit der Beratung oder der Begutachtung vor dem Schwangerschaftsabbruch zu verbinden?

Dokument 12

Ergebnis einer Umfrage des Deutschen Ärztinnenbundes e.V.

Der Deutsche Ärztinnenbund hat im Frühjahr 1972 in sein Mitteilungsblatt einen Fragebogen eingelegt, der von ca. 200 Ärztinnen beantwortet wurde. Das Ergebnis wurde in Heft 6, Juni 1972 veröffentlicht:

	ja	nein	Stimm-enthaltung
1. Halten Sie eine Reform des § 218 für notwendig?	175	21	14
2. Halten Sie eine ersatzlose Streichung des § 218 für angebracht?	22	174	10
3a) Sind Sie dafür, daß die Frau bis zur 14. Woche selbst über die Weiterführung oder den Abbruch der Gravidität entscheiden kann (sogenannte 3-Monats- oder Fristenlösung)?	76	113	20
b) Sind Sie gegebenenfalls für die Einrichtung von Beratungsstellen, an die sich die Frau vor ihrer Entscheidung vertrauensvoll wenden kann?	152	32	29
4. Sind Sie für eine erweiterte Indikationslösung?			
a) Medizinische	134	37	40
b) Medizinisch-soziale	124	45	37
c) Soziale	96	61	48
d) Notzuchts- oder Vergewaltigungsindikation (sog. „ethische Indikation“)	149	23	31
e) Kindliche Indikation (einschließlich der eugenischen)?	130	39	38
5a) Halten Sie die Einrichtung von Gutachterstellen bei Zustimmung zu einer Indikationslösung für notwendig?	118	63	28
b) Oder befürworten Sie die Entscheidung durch den behandelnden Arzt?	64	100	41
6. Halten Sie die Strafandrohung **nur** für die Schwangere ohne Einbeziehung des Schwängerers für gerechtfertigt?	12	169	24
7. Sind Sie für eine intensivere öffentliche Aufklärung über Empfängnisregelung zur Vermeidung unerwünschter Schwangerschaften	187	7	13

Quelle: Mitteilungsblatt des Deutschen Ärztinnenbundes e.V., 19. Jg. 6/S. 4 (1972).

Dokument 13

Resultat einer Umfrage zum Volksbegehren nach strafloser Schwangerschaftsunterbrechung in der Schweiz

Auch in der Schweiz ist die Frage des legalen und illegalen Schwangerschaftsabbruches sehr lebhaft in der Diskussion. Eine Umfrage der ‚Vereinigung Schweizer Ärztinnen', die von 58% der Befragten beantwortet wurde, hat ergeben, daß gut ein Drittel der schweizerischen Ärztinnen für den straflosen Schwangerschaftsabbruch in den ersten 3 Monaten, knapp zwei Drittel gegen die völlige Freigabe sind. 80% plädierten für eine Erweiterung der Indikationen, davon für eine ausgedehnte medizinische Indikation 77,5%, für soziale Indikation 70,5%.

Da in den verschiedenen eidgenössischen Kantonen derzeit eine unterschiedliche Handhabung statt hat, was zu einer unliebsamen Binnenwanderung wie in den Vereinigten Staaten führt, ist ein Grundpostulat, die Ausführungsbestimmungen in den Kantonen zu vereinheitlichen.

Wie außerordentlich emotionell die Ärztinnen in der Schweiz auf die Umfrage reagierten, zeigen folgende Auszüge:

Die **Befürworterinnen** argumentieren folgendermaßen:

„Es ist ein Persönlichkeitsrecht der Frau, über ihren Körper zu verfügen."

„Uneheliche Kinder und soziale Miseren sollen verhindert werden."

„Solange die Stellung der unverheirateten Mutter in unserer Gesellschaft so schwierig ist, gilt es, diesem Elend in sozialer und finanzieller Hinsicht vorzubeugen. Die Geburt derjenigen Kinder ist zu verhindern, denen voraussichtlich keine ordentliche Pflege und Erziehung gewährt werden kann."

„Wahl- und Meinungsfreiheit sollen auch Freiheit in der Entscheidung über den eigenen Körper bedeuten."

„Aufwertung der Selbstverantwortungsfähigkeit der Frau."

„Emanzipation, Mündigwerden der Frau."

„Es handelt sich um eine Sache der persönlichen Verantwortung und nicht des Staates."

„Da die Frau alle Last und Verantwortung für ein Kind hat, hat *sie* zu entscheiden, ob sie eines will oder nicht."

„Damit nur erwünschte Kinder geboren werden!"

„Wunschkinder haben bessere Milieubedingungen zur Entfaltung ihrer Anlagen."

„Wunschkinder sind glückliche Kinder."

„Angst vor dem unehelichen Kind führt zu viel mehr Negativem als eine Unterbrechung."

„Um nicht-kunstgerechten Abtreibungen vorzubeugen."

„Da es zu viele illegale Interruptionen gibt."

„Da die Überbevölkerung der Erde bevorsteht, muß alles getan werden, um sie zu steuern."

„Die Strafe pflegt die Falschen zu treffen.“
(Nicht die Gerissenen, die Reichen, die Zynischen etc., sondern die wenig Gewandten, die Armen, die Dummen, die ohnehin Betrogenen.)

„Um dem Geschäft mit unreifen Früchten ein Ende zu bereiten.“
(Psychiatergutachten à Fr. 500,– u. a.)

Die **Gegnerinnen** der straflosen Schwangerschaftsunterbrechung begründen ihre Stellungnahme folgendermaßen:

„Wir Ärzte sind dafür da, das Leben zu schützen, nicht, es zu zerstören.“

„Ich habe den hippokratischen Eid geschworen.“

„Meine menschliche und religiöse Grundhaltung verbietet mir, gezeugtes Leben zu vernichten.“

„Interruptio bedeutet für mich Tötung.“

„Jede Interruptio ist ein kleiner Mord, für den Arzt eine belastende Arbeit; für die Frau bewirkt sie manchmal einen psychischen Schaden.“

„Reaktive Depression, nachfolgende Schuldproblematik nach Fehlentscheid.“

„Dagegen aus Sorge, die Interruptionen könnten nachträglich doch mehr oder weniger schwere psychische und körperliche Störungen nach sich ziehen.“

„Schwangerschaftsunterbrechungen – legale und illegale – schaffen ebenso viele Probleme, wie sie lösen.“

„Da die Frauen zuwenig im Bilde sind über die Schwere des Eingriffs, würden sie ihn allzu rasch und immer wieder in kurzen Intervallen verlangen.“

„Straflosigkeit würde Ausarten in hemmungsloses Unterbrechen bewirken.“

„Die Frauen wären schlußendlich die Leidtragenden einer freien Schwangerschaftsunterbrechungspraxis, die Männer würden sich mehr und mehr um jede Verantwortung drücken, die Familien wären gefährdet.“

„Freiwilligkeit und Einsicht bei der Schwangeren zuwenig gesichert; Druck von außen würde ungehemmter ausgeübt.“

„Es ist eine Illusion, daß die Frau allein entscheiden könnte. Bei Freigabe des Aborts würden Ehemann oder Freund, evtl. auch die Eltern sie unter Druck setzen. Schwangerschaftsverhütung würde kaum mehr gemacht, würde hauptsächlich von Seite des Ehemanns in Frage gestellt.“

„Sehr oft fällt die Entscheidung der Frau in einem momentanen, emotional alterierten Zustand; in diesem Moment bedarf sie der Stützung und Mitentscheidung durch den Arzt.“

„Der Partner soll das Recht des Veto haben.“

„Bei unerwünschter Frühschwangerschaft wird es in unzähligen Fällen zu einer positiven Einstellung zu dem zu erwartenden Kind kommen.“

„‚Unerwünscht‘ ist sehr *relativ,* wandelt sich innerhalb von Tagen!“

„In England hat anscheinend die Straflosigkeit zu einer Vermehrung unerwünschter Schwangerschaften und damit offensichtlicher Abnahme des Verantwortungsbewußtseins und der Prophylaxe geführt.“

„Die Erfahrungen in Rußland und andernorts haben schlimme Folgen für die Psyche gezeigt.“

„Man müßte den Initianten des Volksbegehrens auch die geschichtliche Entwicklung der Schwangerschaftsunterbrechung in der Sowjetunion seit 1917 vor Augen halten, wie auch die Erniedrigungen, denen die Frau körperlich und seelisch ausgesetzt war, und die körperlichen und seelischen Schädigungen nach Freigabe des Aborts.“

„Das ungeborene Kind ist unbedingt zu schützen und nicht, als noch wehrloses Wesen, der Willkür, auch von Ärzten, preiszugeben. Auch die werdende Mutter hat kein Verfügungsrecht über das ungeborene Kind.“

„Sollen wir Greise am Leben erhalten mit aller Kunst und die jüngsten Menschlein mit all ihren Potenzen töten?“

„Wenn eine Frau bis zum 3. Schwangerschaftsmonat frei über das Leben des Kindes verfügen könnte, warum dann nicht auch noch nach der Geburt, z. B. bei Mongoloiden, schweren Mißbildungen etc.?“

„Die logische Konsequenz der Freigabe der Schwangerschaftsunterbrechung wäre die Euthanasie pflegebedürftiger, völlig hilfloser Eltern aus Bequemlichkeitsgründen. Es ist eine Anmaßung der Gesunden, über wertvolles oder wertloses (= ungeliebtes) Leben anderer entscheiden zu wollen.“

„Wenn die straflose Schwangerschaftsunterbrechung angenommen wird, wäre dies ein erster Schritt zur Vernichtung unwerten Lebens. Wohin dies führt, haben wir im nationalsozialistischen Deutschland erlebt!“

„Der Begriff ‚unerwünschtes‘ Leben, mit dem die Befürworter des Volksbegehrens operieren, steht in absolutem Gegensatz zu unserer mitteleuropäischen und christlichen Ethik und führt logischerweise sehr rasch zur Taxierung von weiteren Lebensformen als unerwünscht und der weiteren Pflege unwürdig.“

„Die bereits sehr ausgedehnte Unmoral breiter Kreise sollte nicht noch gefördert werden.“

„Steigende Verantwortungslosigkeit der jungen Mädchen.“

„Zunehmende Verwilderung und Demoralisierung, Sittenzerfall.“

„Durch dieses Gesetz würde der Frauenarzt zum staatlichen Abtreiber für ungewünschte Schwangerschaften degradiert.“

„Herabsinken des Gynäkologen zum Beihelfer in dieser demoralisierten Situation.“

„Wo wären so viele Spitalbetten und interrumpierende Ärzte und Krankenschwestern zu finden?“

„Z. B. würde durch die vielen Interruptionen die ganze Karzinom-Präventivmedizin in Frage gestellt."

„Eine Freigabe *jetzt* würde zu einem schweizerischen Chaos führen, da wir vom Ausland mit Interruptionswünschen überschwemmt würden."

„Wir haben *keine* Bevölkerungsexplosion in der Schweiz wie z. B. in Indien. Die Geburtenzahl der schweizerischen Bevölkerung ist in den letzten 18 Jahren überhaupt nicht mehr gestiegen, ist im Gegenteil rückläufig. Die Zunahme beruht auf der Geburtenzunahme der ausländischen Bevölkerung: $^1/_3$ der Geburten in der Schweiz sind Ausländergeburten."

„Die Schweizer Familie hat im Durchschnitt 2,2 Kinder, knapp soviel, daß unser Volk noch bestehen kann."

Quelle: Auszug aus Mitteilungsblatt des Deutschen Ärztinnenbundes e.V., 19. Jg. 4/S. 5 (1972). Resultat einer Umfrage zum Volksbegehren nach strafloser Schwangerschaftsunterbrechung in der Schweiz.

Dokument 14

Abortion Act 1967

Elizabeth II

Chapter 87

An Act to amend and clarify the law relating to termination of pregnancy by registered medical practitioners. (27th October 1967)

Be it enacted by the Queen's most Excellent Majesty, by and with the advice and consent of the Lords Spiritual and Temporal, and Commons, in this present Parliament assembled, and by the authority of the same, as follows:–

Medical termination of pregnancy

1. (1) Subject to the provisions of this section, a person shall not be guilty of an offence under the law relating to abortion when a pregnancy is terminated by a registered medical practitioner if two registered medical practitioners are of the opinion, formed in good faith–

(a) that the continuance of the pregnancy would involve risk to the life of the pregnant woman, or of injury to the physical or mental health of the pregnant woman or any existing children of her family, greater than if the pregnancy were terminated; or

(b) that there is a substantial risk that if the child were born it would suffer from such physical or mental abnormalities as to be seriously handicapped.

(2) In determining whether the continuance of a pregnancy would involve such risk of injury to health as is mentioned in paragraph (a) of subjection (1) of this section, account may be taken of the pregnant woman's actual or reasonably foreseecable environment.

(3) Except as provided by subsection (4) of this section, any treatment for the termination of pregnancy must be carried out in a hospital vested in the Minister of Health or the Secretary of State under the National Health Service Acts, or in a place for the time being approved for the purposes of this section by the said Minister or the Secretary of State.

(4) Subsection (3) of this section, and so much of subsection (1) as relates to the opinion of two registered medical practitioners, shall not apply to the termination of a pregnancy by a registered medical practitioner in a case where he is of the opinion, formed in good faith, that the termination is immediately necessary to save the life or to prevent grave permanent injury to the physical or mental health of the pregnant woman.

Notification

2. (1) The Minister of Health in respect of England and Wales, and the Secretary of State in respect of Scotland, shall by statutory instrument make regulations to provide–

(a) for requiring any such opinion as is referred to in section 1 of this Act to be certified by the practitioners or practitioner concerned in such form and at such time as may be prescribed by the regulations, and for requiring the preservation and disposal of certificates made for the purposes of the regulations;

(b) for requiring any registered medical practitioner who terminates a pregnancy to give notice of the termination and such other information relating to the termination as may be so prescribed;

(c) for prohibiting the disclosure, except to such persons or for such purposes as may be so prescribed, of notices given or information furnished pursuant to the regulations.

(2) The information furnished in pursuance of regulations made by virtue of paragraph (b) of subsection (1) of this section shall be notified solely to the Chief Medical Officers of the Ministry of Health and the Scottish Home and Health Department respectively.

(3) Any person who wilfully contravenes or wilfully fails to comply with the requirements of regulations under subsection (1) of this section shall be liable on summary conviction to a fine not exceeding one hundred pounds.

(4) Any statutory instrument made by virtue of this section shall be subject to annulment in pursuance of a resolution of either House of Parliament.

Application of Act to visiting forces etc.

3. (1) In relation to the termination of a pregnancy in a case where the following conditions are satisfied, that is to say–

(a) the treatment for termination of the pregnancy was carried out in a hospital controlled by the proper authorities of a body to which this section applies; and

(b) the pregnant woman had at the time of the treatment a relevant association with that body; and

(c) the treatment was carried out by a registered medical practitioner or a person who at the time of the treatment was a member of that body appointed as a medical practitioner for that body by the proper authorities of that body,

this Act shall have effect as if any reference in section 1 to a registered medical practitioner and to a hospital vested in a Minister under the National Health Service Acts included respectively a reference to such a person as is mentioned in paragraph (c) of this subsection and to a hospital controlled as aforesaid, and as if section 2 were omitted.

(2) The bodies to which this section applies are any force which is a visiting force within the meaning of any of the provisions of Part I of the Visiting Forces Act 1952 and any headquarters within the meaning of the Schedule to the International Headquarters and Defence Organisations Act 1964; and for the purposes of this section–

(a) a woman shall be treated as having a relevant association at any time with a body to which this section applies if at that time–
(i) in the case of such a force as aforesaid, she had a relevant association within the meaning of the said Part I with the force; and
(ii) in the case of such a headquarters as aforesaid, she was a member of the headquarters or a dependant within the meaning of the Schedule aforesaid of such a member; and

(b) any reference to a member of a body to which this section applies shall be construed–
(i) in the case of such a force as aforesaid, as a reference to a member of or of a civilian component of that force within the meaning of the said Part I; and
(ii) in the case of such a headquarters as aforesaid, as a reference to a member of that headquarters within the meaning of the Schedule aforesaid.

Conscientious objection to participation in treatment

4. (1) Subject to subsection (2) of this section, no person shall be under any duty, whether by contract or by any statutory or other legal requirement, to participate in any treatment authorised by this Act to which he has a conscientious objection:
Provided that in any legal proceedings the burden of proof of con-

scientious objection shall rest on the person claiming to rely on it.

(2) Nothing in subsection (1) of this section shall affect any duty to participate in treatment which is necessary to save the life or to prevent grave permanent injury to the physical or mental health of a pregnant woman.

(3) In any proceedings before a court in Scotland, a statement on oath by any person to the effect that he has a conscientious objection to participating in any treatment authorised by this Act shall be sufficient evidence for the purpose of discharging the burden of proof imposed upon him by subsection (1) of this section.

Supplementary provisions

5. (1) Nothing in this Act shall affect the provisions of the Infant Life (Preservation) Act 1929 (protecting the life of the viable foetus).

(2) For the purposes of the law relating to abortion, anything done with intent to procure the miscarriage of a woman is unlawfully done unless authorised by section 1 of this Act.

Interpretation

6. In this Act, the following expressions have meanings hereby assigned to them: –

"the law relating to abortion" means sections 58 and 59 of the Offences against the Person Act 1861, and any rule of law relating to the procurement of abortion;

"the National Health Service Acts" means the National Health Service Acts 1946 to 1966 or the National Health Service (Scotland) Acts 1947 to 1966.

Short title, commencement and extent

7. (1) This Act may be cited as the Abortion Act 1967.

(2) This Act shall come into force on the expiration of the period of six months beginning with the date on which it is passed.

(3) This Act does not extend to Northern Ireland.

Quelle: A Guide to the Abortion Act 1967 Ed. by Malcolm Potts, Alra Publication 1968.

Dokument 15

Polizeiliche Kriminalstatistik des Bundeskriminalamtes

Abtreibung 1966

Neugemeldete Fälle	1773
Januar	116
Februar	147

Fortsetzung Seite 213

Neugemeldete Fälle (Fortsetzung v. S. 212)

März	184
April	126
Mai	150
Juni	118
Juli	263
August	165
September	140
Oktober	110
November	123
Dezember	131

Aufgliederung der Tatorte

Großstadt	Mittelstadt	Kleinstadt	Landgebiet	unbekannt
902	361	232	278	–
50,9%	20,4%	13,1%	15,6%	–
Benutzung von Kraftfahrzeugen				18

Aufgeklärte Fälle				1578
Gestamzahl der als Täter festgestellten Personen				1970
Aufgliederung der Täter nach Alter und Geschlecht				
Erwachsene	1755		89,1%	
männlich		585		29,7%
weiblich		1170		59,4%
Heranwachsende	127		6,4%	
männlich		19		0,9%
weiblich		108		5,5%
Jugendliche	86		4,4%	
männlich		5		0,3%
weiblich		81		4,1%
Kinder	2		0,1%	
männlich		1		0,05%
weiblich		1		0,05%

In der Gesamtzahl der Täter sind enthalten

Überörtliche Täter	38	1,9%
davon Landfahrer	–	–
Nichtdeutsche Täter	121	6,1%

Polizeiliche Kriminalstatistik des Bundeskriminalamtes

Abtreibung 1970

Neugemeldete Fälle	771
Januar	39
Februar	58
März	43
April	74
Mai	99
Juni	72
Juli	77
August	68
September	51
Oktober	49
November	73
Dezember	68

Aufgliederung der Tatorte

Großstadt	Mittelstadt	Kleinstadt	Landgebiet	unbekannt
288	191	126	162	4
37,4%	24,8%	16,3%	21,0%	0,5%

Benutzung von Kraftfahrzeugen	15
Aufgeklärte Fälle	718
Gesamtzahl der als Täter festgestellten Personen	882

Aufgliederung der Täter nach Alter und Geschlecht

Erwachsene	740		83,9%	
männlich		269		30,5%
weiblich		471		53,4%

Heranwachsende	90		10,2%	
männlich		11		1,2%
weiblich		79		9,0%
Jugendliche	52		5,9%	
männlich		4		0,5%
weiblich		48		5,4%
Kinder	–		–	
männlich		–		–
weiblich		–		–
In der Gesamtzahl der Täter sind enthalten				
Überörtliche Täter		44		5,0%
davon Landfahrer		–		–
Nichtdeutsche Täter		104		11,8%

Quelle: Bundeskriminalamt aus der Polizeilichen Kriminalstatistik des Bundeskriminalamtes, Jb. 1966/1970, Wiesbaden.

Dokument 16

Natürliche Bevölkerungsbewegung in Deutschland
(Reichsgebiet und Bundesrepublik)
1845–1970

Eheschließungen, Geborene, Gestorbene und Ehescheidungen*)

Verhältniszahlen

Jahr Land	Eheschließungen	Lebendgeborene	Gestorbene[1])	Überschuß d. Geborenen (+) bzw. Gestorbenen (–)	Ehescheidungen[2])	Nichtehelich Lebendgeborene[3])	Gestorbene im 1. Lebensjahr[4])	Gestorbene in den ersten 28 Lebenstagen[5])	Totgeborene auf 1000 Lebend- und Totgeborene	Knaben auf 1000 lebendgeborene Mädchen
	auf 1000 Einwohner					auf 1000 Lebendgeborene				
1845	8,1	37,3	25,3	+ 12,0	–	106[6])	–	–	39[6])	–
1860	8,0	36,3	23,2	+ 13,1	–	120[7])	–	–	42	–
1875	9,1	40,6	27,6	+ 13,0	–	86	243	–	41	1059
1880	7,5	37,6	26,0	+ 11,6	–	90	235	–	39	1054
1885	7,9	37,0	25,7	+ 11,4	–	95	223	–	38	1053
1890	8,0	35,7	24,4	+ 11,4	–	91	223	–	34	1055
1895	8,0	36,1	22,1	+ 13,9	–	91	227	–	33	1052
1900	8,5	35,6	22,1	+ 13,6	0,16[8])	87	226	–	31	1055
1905	8,1	32,9	19,8	+ 13,1	0,19	85	205	–	30	1056
1910	7,7	29,8	16,2	+ 13,6	0,23	91	162	–	29	1053
1913	7,7	27,5	15,0	+ 12,4	0,27	97	151	–	29	1054
1920	14,5	25,9	15,1	+ 10,8	0,59	114	131	51,2	32	1072

1925	7,7	20,8	11,9	+ 8,8	0,57	119	105	43,7	33	1065
1930	8,8	17,6	11,0	+ 6,5	0,63	120	85	42,0	31	1061
1935	9,7	18,9	11,8	+ 7,1	0,75	78	68	36,3	26	1067
1938[9])	9,4	19,6	11,6	+ 7,9	0,72	77	60	31,9	23	1067
1939[9])	11,2	20,4	12,3	+ 8,1	0,89	78	61	–	23	1065
1946[10])	8,8	16,1	13,0	+ 3,2	1,12[11])	163,8	97,1	44,7	23,0	1079
1947[10])	10,1	16,4	12,1	+ 4,3	1,68[12])	118,5	86,3	39,7	21,3	1075
1948[10])	10,7	16,5	10,5	+ 6,0	1,87[12])	102,3	68,9	36,2	21,7	1080
1949[10])	10,2	16,8	10,4	+ 6,4	1,69[12])	93,1	59,6	33,8	22,0	1075
1950[10])	10,7	16,2	10,5	+ 5,7	1,69	97,3	55,3	34,5	21,8	1074
1951[10])	10,3	15,7	10,8	+ 5,0	1,27	96,4	53,0	33,6	21,9	1066
1952	9,5	15,7	10,7	+ 5,0	1,14	90,3	48,4	32,0	21,0	1070
1953	9,0	15,5	11,3	+ 4,2	1,05	86,7	46,5	30,2	20,3	1063
1954	8,7	15,7	10,7	+ 5,0	0,98	84,2	43,5	29,2	20,1	1065
1955	8,8	15,7	11,1	+ 4,5	0,92	78,6	41,9	28,1	19,8	1066
1956	9,0	16,1	11,3	+ 4,8	0,87	74,7	38,9	25,8	18,5	1064
1957	9,0	16,6	11,5	+ 5,2	0,86	71,9	36,6	24,3	17,5	1068
1958	9,1	16,7	11,0	+ 5,7	0,89	68,5	36,2	24,6	16,4	1067
1959	9,2	17,3	11,0	+ 6,3	0,89	66,9	34,4	23,5	15,5	1064
1960	9,4	17,4	11,6	+ 5,9	0,88	63,3	33,8	23,9	15,3	1059
1961	9,4	18,0	11,2	+ 6,9	0,88	59,5	32,0	22,8	14,3	1058
1962	9,3	17,9	11,3	+ 6,6	0,87	55,6	29,3	21,3	13,9	1059
1963	8,8	18,3	11,7	+ 6,6	0,88	52,3	27,1	19,9	13,1	1058
1964	8,7	18,2	11,0	+ 7,2	0,95	49,9	25,3	18,9	12,6	1059
1965	8,3	17,7	11,5	+ 6,2	1,00	46,9	23,8	18,4	12,2	1058
1966	8,1	17,6	11,5	+ 6,1	0,98	45,6	23,6	18,1	11,5	1056
1967	8,1	17,0	11,5	+ 5,5	1,05	46,1	22,8	17,8	11,1	1056
1968	7,4	16,1	12,2	+ 3,9	1,08	47,6	22,6	17,6	10,9	1056
1969	7,3	14,8	12,2	+ 2,6	1,19	50,4	23,2	17,9	10,6	1058
1970[13])	7,2	13,2	11,9	+ 1,2	–	54,6	23,2	18,4	10,2	1055

Jahr / Land	Ehe-schlie-ßungen	Lebend-gebo-rene	Gestor-bene[1])	Über-schuß d. Gebore-nen (+) bzw. Ge-storbe-nen (–)	Ehe-schei-dungen[2])	Nicht-ehelich Lebend-gebo-rene[3])	Gestorbene im 1. Lebens-jahr[4])	Gestorbene in den ersten 28 Le-bens-tagen[5])	Totge-borene auf 1000 Lebend- und Totge-borene	Knaben auf 1000 lebend-geborene Mädchen
	auf 1000 Einwohner					auf 1000 Lebendgeborene				
					1969 nach Ländern					
Schleswig-Holstein	7,5	15,9	12,8	+ 3,1	1,2	48,8	22,0	16,2	10,7	1065
Hamburg	8,0	11,6	15,0	– 3,4	2,7	73,8	20,7	15,5	9,9	1063
Nieder-sachsen	7,5	16,1	12,4	+ 3,7	0,9	40,8	20,7	15,6	11,8	1061
Bremen	7,6	13,8	12,8	+ 1,0	2,0	57,1	21,8	15,3	10,1	1061
Nordrhein-Westfalen	7,3	14,8	11,9	+ 2,9	1,2	42,2	24,5	18,8	11,2	1054
Hessen	7,4	14,3	11,9	+ 2,4	1,2	45,2	23,1	17,9	9,9	1066
Rheinland-Pfalz	7,4	14,8	12,1	+ 2,6	1,0	43,7	25,1	18,9	10,9	1061
Baden-Württemberg	7,0	15,9	10,7	+ 5,2	1,0	47,9	21,6	17,3	9,8	1056
Bayern	7,2	15,1	12,1	+ 3,0	1,0	66,3	23,8	18,3	9,9	1059
Saarland	7,2	13,9	11,4	+ 2,5	0,5	46,7	28,3	21,9	11,8	1029
Berlin (West)	8,4	10,0	19,8	– 9,8	3,0	110,4	27,2	22,3	10,2	1054

*) 1845 bis 1939 Reichsgebiet, jeweiliger Gebietsstand; ab 1946 Bundesgebiet.

[1]) Ohne Totgeborene; ab 1. 9. 1939 ohne Sterbefälle von Wehrmachtsangehörigen; ab 1946 ohne nachträglich beurkundete Kriegssterbefälle und gerichtliche Todeserklärungen. – [2]) Ab 1960 ohne Fälle von Ehescheidungen nach fremdem Recht; ab 1968 sind solche Fälle den gleichbedeutenden §§ des deutschen Rechts zugeordnet. – [3]) 1845 bis 1871 nichtehelich Lebend- und Totgeborene auf 1000 Lebend- und Totgeborene. – [4]) Ab 1946 unter Berücksichtigung der Geburtenentwicklung. – [5]) Bezogen auf die Lebendgeborenen des Berichtszeitraums; 1920 bis 1938 Gestorbene im 1. Lebensmonat. – [6]) Durchschnitt der Jahre 1841 bis 1845. – [7]) Durchschnitt der Jahre 1856 bis 1860. – [8]) Durchschnitt der Jahre 1900 bis 1904. – [9]) Gebietsstand: 31. 12. 1937 – [10]) Einschl. Ausländer in IRO-Lagern. – [11]) Zum Teil geschätzt und ohne Bremerhaven und Berlin. – [12]) Ohne Berlin. – [13]) Vorläufiges Ergebnis.
Quelle: Statistisches Bundesamt, Wiesbaden.

Dokument 17

1. Bevölkerungsentwicklung*)

Jahr	Bevölkerung		Jahr	Bevölkerung		Jahr	Bevölkerung		Jahr	Bevölkerung	
	1000	je qkm		1000	je qkm		1000	je qkm		1000	je qkm
1816	13 720	55	1864	19 600	79	1934	41 168	166	1956	53 008	213
1819	14 150	57	1867	19 950	80	1935	41 457	167	1957	53 656	216
1822	14 580	59	1871	20 410	82	1936	41 781	168	1958	54 292	218
1825	15 130	61	1880	22 820	92	1937	42 118	169	1959	54 876	221
1828	15 270	61	1890	25 433	102	1938	42 576	171	1960	55 433	223
1831	15 860	64	1900	29 838	120	1939	43 008	173	1961	56 175	226
1834	16 170	65	1910	35 590	143	1946[1])	46 190	186	1962	56 938	229
1837	16 570	67	1925	39 017	157	1947	46 992	189	1963	57 587	232
1840	17 010	68	1926	39 351	158	1948	48 251	194	1964	58 266	235
1843	17 440	70	1927	39 592	159	1949	49 198	198	1965	59 012	238
1846	17 780	72	1928	39 861	160	1950	50 173	201	1966	59 638	240

Jahr	Bevölkerung		Jahr	Bevölkerung		Jahr	Bevölkerung		Jahr	Bevölkerung	
	1000	je qkm		1000	je qkm		1000	je qkm		1000	je qkm
1849	17 970	72	1929	40 107	161	1951	50 528	203	1967	59 873	241
1852	18 230	73	1930	40 334	162	1952	50 859	205	1968	60 184	242
1855	18 230	73	1931	40 527	163	1953	51 350	207	1969	60 848	245
1858	18 600	75	1932	40 737	164	1954	51 880	209	1970[2])	61 508	247
1861	19 050	77	1933	40 956	165	1955	52 382	211			

*) 1816 bis 1910 im Dezember, 1925 und 1933 im Juni, 1939 im Mai, 1946 im Oktober, 1950 im September und 1961 im Juni, 1926 bis 1932 und 1934 bis 1938 Jahresmitte nach dem Gebietsstand des Bundesgebietes am 1. 1. 1970; ab 1947 Jahresdurchschnitte nach dem jeweiligen Gebietsstand.

[1]) Einschl. Personen in Kriegsgefangenen-, Zivilinternierten- und Flüchtlingslagern, mit Ausnahme von Hamburg, Bremen, Saarland und Berlin (West), jedoch ohne Ausländer in IRO-Lagern. – [2]) Stand: 26. 5. 1970; vorläufiges Ergebnis.

2. Wohnbevölkerung nach Ländern*)

1000

Jahr	Bundesgebiet	Schleswig-Holstein	Hamburg	Niedersachsen	Bremen	Nordrhein-Westfalen	Hessen	Rheinland-Pfalz	Baden-Württemberg	Bayern	Saarland	Berlin (West)
Durchschnitt[1])												
1950	49 989	2 598	1 553	6 744	542	12 922	4 243	2 909	6 289	9 108	943	2 139
1951	50 528	2 505	1 599	6 691	560	13 218	4 295	3 014	6 425	9 106	952	2 163

1952	50 859	2 439	1 624	6 619	572	13 479	4 327	3 068	6 512	9 089	961	2 170
1953	51 350	2 365	1 655	6 565	585	13 803	4 363	3 121	6 637	9 079	970	2 208
1954	51 880	2 305	1 687	6 526	599	14 147	4 409	3 169	6 799	9 070	977	2 193
1955	52 382	2 271	1 715	6 493	614	14 433	4 455	3 207	6 943	9 073	984	2 195
1956	53 008	2 253	1 744	6 481	633	14 733	4 514	3 244	7 092	9 103	990	2 221
1957	53 656	2 257	1 771	6 493	654	15 028	4 569	3 286	7 225	9 150	998	2 224
1958	54 292	2 267	1 794	6 520	670	15 304	4 619	3 327	7 341	9 215	1 013	2 223
1959	54 876	2 281	1 811	6 551	682	15 529	4 669	3 358	7 460	9 294	1 031	2 211
1960	55 433	2 294	1 823	6 588	695	15 694	4 729	3 381	7 591	9 387	1 051	2 199
1961[2])	56 175	2 317	1 832	6 641	706	15 902	4 814	3 417	7 759	9 515	1 073	2 197
1962	56 938	2 341	1 844	6 703	715	16 117	4 900	3 457	7 923	9 667	1 091	2 180
1963	57 587	2 364	1 851	6 761	721	16 280	4 973	3 493	8 066	9 799	1 102	2 177
1964	58 266	2 392	1 857	6 824	729	16 463	5 051	3 530	8 196	9 921	1 112	2 193
1965	59 012	2 423	1 857	6 892	738	16 661	5 137	3 567	8 360	10 053	1 123	2 201
1966	59 638	2 457	1 851	6 951	746	16 807	5 215	3 602	8 507	10 178	1 131	2 191
1967	59 873	2 487	1 840	6 981	751	16 835	5 251	3 620	8 548	10 254	1 132	2 174
1968	60 184	2 515	1 827	7 015	754	16 888	5 296	3 635	8 635	10 339	1 130	2 151
1969	60 848	2 545	1 820	7 069	755	17 044	5 380	3 660	8 818	10 492	1 129	2 137
1970[3])	61 508	2 567	1 812	7 125	757	17 207	5 461	3 684	8 996	10 644	1 127	2 130
	Jahresende											
1950	50 336	2 543	1 583	6 730	553	13 075	4 275	2 987	6 375	9 111	949	2 155
1951	50 726	2 469	1 614	6 655	567	13 366	4 314	3 043	6 469	9 100	957	2 172
1952	51 052	2 405	1 637	6 588	578	13 612	4 341	3 092	6 562	9 084	966	2 187
1953	51 640	2 325	1 673	6 542	592	14 003	4 388	3 147	6 728	9 071	974	2 198
1954	52 127	2 284	1 702	6 506	607	14 295	4 431	3 189	6 873	9 067	981	2 192
1955	52 698	2 257	1 732	6 485	623	14 590	4 487	3 227	7 022	9 085	987	2 203
1956	53 319	2 251	1 760	6 480	644	14 877	4 541	3 266	7 161	9 122	993	2 223

Jahr	Bundesgebiet	Schleswig-Holstein	Hamburg	Niedersachsen	Bremen	Nordrhein-Westfalen	Hessen	Rheinland-Pfalz	Baden-Württemberg	Bayern	Saarland	Berlin (West)
1957	53 994	2 263	1 785	6 507	663	15 180	4 596	3 307	7 284	9 179	1 004	2 227
1958	54 606	2 273	1 804	6 535	676	15 430	4 645	3 346	7 400	9 253	1 021	2 223
1959	55 123	2 286	1 818	6 566	690	15 612	4 693	3 366	7 513	9 335	1 040	2 204
1960	55 785	2 304	1 829	6 612	702	15 799	4 771	3 398	7 664	9 448	1 061	2 197
1961	56 589	2 329	1 841	6 675	712	16 029	4 861	3 439	7 839	9 594	1 083	2 189
1962	57 247	2 351	1 847	6 732	718	16 195	4 937	3 474	7 991	9 731	1 097	2 174
1963	57 865	2 376	1 855	6 786	725	16 361	5 005	3 510	8 108	9 847	1 106	2 186
1964	58 587	2 406	1 857	6 854	733	16 554	5 087	3 545	8 257	9 976	1 117	2 200
1965	59 297	2 439	1 854	6 921	742	16 736	5 170	3 582	8 426	10 101	1 127	2 197
1966	59 793	2 473	1 847	6 967	750	16 835	5 240	3 613	8 534	10 217	1 132	2 185
1967	59 948	2 500	1 833	6 993	752	16 843	5 263	3 625	8 565	10 280	1 131	2 163
1968	60 463	2 529	1 823	7 039	754	16 951	5 333	3 645	8 714	10 406	1 129	2 141
1969	61 195	2 557	1 817	7 100	756	17 130	5 423	3 671	8 910	10 569	1 127	2 134
1970[3])	61 508	2 567	1 812	7 125	757	17 207	5 461	3 684	8 996	10 644	1 127	2 130

*) Jeweiliger Gebietsstand.

[1]) Errechnet aus Vierteljahres- bzw. Monatsdurchschnitten. – [2]) Ergebnis der Volkszählung am 6. 6. 1961, Durchschnitt liegt nicht vor. – [3]) Stand: 26. 5. 70; vorläufiges Ergebnis.

Quelle: Für Bund und Länder zusammengefaßte Daten aus dem Gemeindeblatt der Volkszählung am 27. Mai 1970. Wiesbaden, 1972.

Dokument 18

Liste der Gutachterstellen

Im folgenden werden die Gutachterstellen für Schwangerschaftsunterbrechungen aufgeführt, wie sie von den Landesärztekammern angegeben worden sind.

Baden-Württemberg

Nordbaden

Staatliches Gesundheitsamt Bruchsal
752 Bruchsal, Schönbornstr. 3/5

Staatliches Gesundheitsamt Buchen
6967 Buchen, Präsident-Wittemann-Str. 14

Staatliches Gesundheitsamt Heidelberg
69 Heidelberg, Hauptstr. 77

Staatliches Gesundheitsamt Karlsruhe
75 Karlsruhe, Karl-Friedrich-Str. 9

Staatliches Gesundheitsamt Mannheim
68 Mannheim, L 1, 1

Staatliches Gesundheitsamt Mosbach
695 Mosbach, Lohrtalweg 2

Staatliches Gesundheitsamt Pforzheim
753 Pforzheim, Blumenhof 6

Staatliches Gesundheitsamt Sinsheim
692 Sinsheim, General-Sigel-Str. 12

Staatliches Gesundheitsamt Tauberbischofsheim
6972 Tauberbischofsheim, Hauptstr. 71

Nordwürttemberg

Staatliches Gesundheitsamt Aalen
708 Aalen, Ziegelstr. 25

Staatliches Gesundheitsamt Backnang
715 Backnang, Scheffelstr. 8

Staatliches Gesundheitsamt Böblingen
703 Böblingen, Parkstr. 4

Staatliches Gesundheitsamt Crailsheim
718 Crailsheim, Schloßplatz 1

Staatliches Gesundheitsamt Esslingen
73 Esslingen, Plochinger Str. 13

Staatliches Gesundheitsamt Göppingen
732 Göppingen, Burgstr. 14

Staatliches Gesundheitsamt Heidenheim a. d. Brenz
792 Heidenheim a. d. Brenz, Karlstr. 17

Staatliches Gesundheitsamt Heilbronn
71 Heilbronn, Uhlandstr. 12

Staatliches Gesundheitsamt Künzelsau
7118 Künzelsau, Schulstr. 12

Staatliches Gesundheitsamt Leonberg
725 Leonberg, Gerh.-Hauptm.-Str. 12

Staatliches Gesundheitsamt Ludwigsburg
714 Ludwigsburg, Stuttgarter Str. 28

Staatliches Gesundheitsamt Mergentheim
699 Mergentheim, Herrenmühlstr. 20

Staatliches Gesundheitsamt Mühlacker
713 Mühlacker, Schubartweg 14

Staatliches Gesundheitsamt Nürtingen
744 Nürtingen, Ersbergstr. 10

Staatliches Gesundheitsamt Öhringen
711 Öhringen, Friedensstr. 2

Staatliches Gesundheitsamt Schwäbisch Gmünd
707 Schwäbisch Gmünd, Goethestr. 2

Staatliches Gesundheitsamt Schwäbisch Hall
717 Schwäbisch Hall, Bahnhofstr. 26

Staatliches Gesundheitsamt Ulm
79 Ulm, Frauensteige 12/14

Staatliches Gesundheitsamt Waiblingen
705 Waiblingen, Neue Bahnhofstr. 54

Südbaden

Staatliches Gesundheitsamt Freiburg
78 Freiburg, Starkenstr. 44

Staatliches Gesundheitsamt Kehl
764 Kehl/Rhein, Ludwig-Trick-Str. 1

Staatliches Gesundheitsamt Baden-Baden
757 Baden-Baden, Prinz-Weimar-Str. 12

Staatliches Gesundheitsamt Konstanz
775 Konstanz, Webersteig 7

Staatliches Gesundheitsamt Waldshut
789 Waldshut, Bahnhofstr. 9

Südwürttemberg-Hohenzollern

Gutachterstelle Balingen–Hechingen
746 Balingen, Im Roßnägele 8

Gutachterstelle Biberach–Ehingen
795 Biberach, Riedlinger Str. 84, Kreiskrankenhaus
Gutachterstelle Calw
726 Calw, Eduard-Conz-Str. 6/8, Kreiskrankenhaus
Gutachterstelle Freudenstadt
729 Freudenstadt, Kreiskrankenhaus
Gutachterstelle Horb–Rottweil
722 Schwenningen, Bürkstr. 91
Gutachterstelle Münsingen–Reutlingen
74 Tübingen, Schleichstr. 4, Univ.-Frauenklinik
Gutachterstelle Ravensburg–Tettnang
7992 Tettnang, Kreiskrankenhaus
Gutachterstelle Saulgau–Sigmaringen
748 Sigmaringen, Hedingerstr. 17
Gutachterstelle Tuttlingen
72 Tuttlingen, Bahnhofstr. 47
Gutachterstelle Wangen
797 Leutkirch, Untere Grabenstr. 13

Bayern

Ärztlicher Kreis- und Bezirksverband München
8 München 2, Brienner Str. 21
Ärztlicher Bezirksverband Oberbayern
8 München 80, Mühlbaurstr. 16
Ärztlicher Bezirksverband Niederbayern
844 Straubing, Lilienstr. 5/7, Postfach 7
Ärztlicher Bezirksverband Oberpfalz
84 Regensburg, Landshuter Str. 49
Ärztlicher Bezirksverband Oberfranken
858 Bayreuth, Bürgerreuther Str. 7a
Ärztlicher Bezirksverband Mittelfranken
85 Nürnberg, Kesslerplatz 5
Ärztlicher Bezirksverband Unterfranken
87 Würzburg, Hofstr. 5
Ärztlicher Bezirksverband Schwaben
89 Augsburg, Frohsinnstr. 2

Berlin

Ärztekammer Berlin
Gutachterstelle für gesetzlich zulässige Schwangerschaftsunterbrechungen und gesetzlich zulässige Unfruchtbarmachung
1 Berlin 12, Bismarckstr. 95/96

Bremen

Ärztekammer Bremen
Gutachterstelle für Schwangerschaftsunterbrechung
28 Bremen 1, Schwachhauser Heerstr. 26/28

Ärztekammer Bremen
Gutachterstelle für Schwangerschaftsunterbrechung
285 Bremerhaven 12, Kurfürstenstr. 4

Hamburg

Ärztekammer Hamburg
Gutachterstelle für Schwangerschaftsunterbrechungen
2 Hamburg 1, An der Alster 48 (Ärztehaus)

Hessen

Bezirksärztekammer Darmstadt
Gutachterstelle für Schwangerschaftsunterbrechungen
61 Darmstadt, Wilhelminenplatz 7

Bezirksärztekammer Frankfurt/M.
Gutachterstelle für Schwangerschaftsunterbrechungen
6 Frankfurt, Hamburger Allee 12

Bezirksärztekammer Gießen
Gutachterstelle für Schwangerschaftsunterbrechungen
63 Gießen, Eichgärtenallee 6

Bezirksärztekammer Kassel
Gutachterstelle für Schwangerschaftsunterbrechungen
35 Kassel, Pfannkuchstr. 1

Bezirksärztekammer Marburg
Gutachterstelle für Schwangerschaftsunterbrechungen
355 Marburg, Liebigstr. 39

Bezirksärztekammer Wiesbaden
Gutachterstelle für Schwangerschaftsunterbrechungen
62 Wiesbaden, Burgstr. 6
am besten nach fernmündlicher Vereinbarung

Niedersachsen

Ärztekammer Niedersachsen, Bezirksstelle Aurich
Gutachterstelle für Schwangerschaftsunterbrechungen
296 Aurich, Kirchstr. 13

Ärztekammer Niedersachen, Bezirksstelle Braunschweig
Gutachterstelle für Schwangerschaftsunterbrechungen
33 Braunschweig, Am Fallersleber Tore 1, Postfach 268

Ärztekammer Niedersachsen, Bezirksstelle Göttingen
Gutachterstelle für Schwangerschaftsunterbrechungen
34 Göttingen, Elbinger Str. 2, Postfach 425

Ärztekammer Niedersachsen, Bezirksstelle Hannover
Gutachterstelle für Schwangerschaftsunterbrechungen
3 Hannover 1, Berliner Allee 20

Ärztekammer Niedersachsen, Bezirksstelle Hannover, Bereich Celle
Gutachterstelle für Schwangerschaftsunterbrechungen
31 Celle, Seelhorststr. 17

Ärztekammer Niedersachsen, Bezirksstelle Hannover, Bereich Hameln
Gutachterstelle für Schwangerschaftsunterbrechungen
325 Hameln, St.-Maur-Platz 1, Stadtkrankenhaus

Ärztekammer Niedersachsen, Bezirksstelle Hildesheim
Gutachterstelle für Schwangerschaftsunterbrechungen
32 Hildesheim, Kaiserstr. 25

Ärztekammer Niedersachsen, Bezirksstelle Lüneburg
Gutachterstelle für Schwangerschaftsunterbrechungen
314 Lüneburg, Goethe-Str. 2, Postfach 1946

Ärztekammer Niedersachsen, Bezirksstelle Oldenburg
Gutachterstelle für Schwangerschaftsunterbrechungen
29 Oldenburg, Gartenstr. 9, Postfach 544

Ärztekammer Niedersachsen, Bezirksstelle Osnabrück
Gutachterstelle für Schwangerschaftsunterbrechungen
45 Osnabrück, Rolandstr. 8, Postfach 2649

Ärztekammer Niedersachsen, Bezirksstelle Stade
Gutachterstelle für Schwangerschaftsunterbrechungen
216 Stade, Am Ärztehaus 12

Ärztekammer Niedersachsen, Bezirksstelle Verden
Gutachterstelle für Schwangerschaftsunterbrechungen
309 Verden/Aller, Postfach 249

Ärztekammer Niedersachsen, Bezirksstelle Wilhelmshaven
Gutachterstelle für Schwangerschaftsunterbrechungen
294 Wilhelmshaven, Kirchreihe 17

Nordrhein

Ärztekammer Nordrhein, Bezirksstelle Aachen
Gutachterstelle für Schwangerschaftsunterbrechungen
51 Aachen, Wallstr. 54

Ärztekammer Nordrhein, Bezirksstelle Bergisch-Land
Gutachterstelle für Schwangerschaftsunterbrechungen
56 Wuppertal-Elberfeld, Kleine Klotzbahn 1

Ärztekammer Nordrhein, Bezirksstelle Bonn
Gutachterstelle für Schwangerschaftsunterbrechungen
53 Bonn, Kölnstr. 417

Ärztekammer Nordrhein, Bezirksstelle Düsseldorf
Gutachterstelle für Schwangerschaftsunterbrechungen
4 Düsseldorf, Jacobistr. 7

Ärztekammer Nordrhein, Bezirksstelle Duisburg
Gutachterstelle für Schwangerschaftsunterbrechungen
41 Duisburg, Friedrich-Wilhelm-Str. 30

Ärztekammer Nordrhein, Bezirksstelle Köln
Gutachterstelle für Schwangerschaftsunterbrechungen
5 Köln, Clever Str. 13/15

Ärztekammer Nordrhein, Bezirksstelle linker Niederrhein
Gutachterstelle für Schwangerschaftsunterbrechungen
415 Krefeld, Friedrichsplatz 18

Ärztekammer Nordrhein, Bezirksstelle Ruhr
Gutachterstelle für Schwangerschaftsunterbrechungen
43 Essen, Lindenallee 45

Rheinland-Pfalz

Regierungsbezirk Koblenz

Gesundheitsamt Ahrweiler
5483 Bad Neuenahr-Ahrweiler 2, Wilhelmstr. 75

Gesundheitsamt Altenkirchen
523 Altenkirchen, In der Malzdürre 7

Gesundheitsamt Idar-Oberstein
658 Idar-Oberstein 1, Mainzer Str. 157/159

Gesundheitsamt des Kreises Cochem-Zell
559 Cochem-Cond, Bergstr. 25

Gesundheitsamt Kreuznach
655 Bad Kreuznach, Ringstr. 4

Gesundheitsamt Koblenz
54 Koblenz 1, Nevers-Str. 4/6

Gesundheitsamt Mayen
544 Mayen, Bannerberg 6

Gesundheitsamt Neuwied
545 Neuwied, Ringstr. 70

Gesundheitsamt des Rhein-Hunsrück-Kreises
654 Simmern, Hüllstr. 13

Gesundheitsamt für den Oberwesterwaldkreis
5439 Bad Marienberg, Triftstr. 1

Gesundheitsamt für den Unterwesterwaldkreis
543 Montabaur, Tiergartenstr. 3
Gesundheitsamt für den Rhein-Lahn-Kreis
542 Lahnstein, Bodewigstr. 32

Regierungsbezirk Rheinhessen-Pfalz

Gesundheitsamt Alzey
6508 Alzey, Bleichstr. 64
Gesundheitsamt Germersheim
6728 Germersheim, Hauptstr. 25
Gesundheitsamt Kaiserslautern
675 Kaiserslautern, Pfaffstr. 40/42
Gesundheitsamt Kirchheimbolanden
6719 Kirchheimbolanden, Friedensstr. 29
Gesundheitsamt Kusel
6798 Kusel, Trierer Str. 49
Gesundheitsamt Landau i. d. Pf.
674 Landau i. d. Pf., Westring 2
Gesundheitsamt Ludwigshafen
67 Ludwigshafen a. Rh., Dörrhorststr. 36
Gesundheitsamt Mainz
65 Mainz, Ämterhaus Große Langgasse
Gesundheitsamt Neustadt a. d. Weinstr.
673 Neustadt a. d. Weinstr., Neumayerstr. 12
Gesundheitsamt Pirmasens
678 Pirmasens, Hohenzollernstr. 18
Gesundheitsamt Worms
652 Worms, Andreasstr. 19
Gesundheitsamt Zweibrücken
666 Zweibrücken, Gutenbergstr. 31

Regierungsbezirk Trier

Gesundheitsamt Bitburg
552 Bitburg, Brodenheckweg 13/15
Gesundheitsamt Daun
5568 Daun, Abt-Richard-Straße
Gesundheitsamt Trier
55 Trier, Augustinerhof
Gesundheitsamt Wittlich
556 Wittlich, Kurfürstenstraße

Saarland

Ärztekammer des Saarlandes
Gutachterstelle für Schwangerschaftsunterbrechungen
66 Saarbrücken, Feldmannstr. 113

Schleswig-Holstein

Ärztekammer Schleswig-Holstein
Gutachterstelle für Schwangerschaftsunterbrechung I
23 Kiel, Niemannsweg 170

Ärztekammer Schleswig-Holstein
Gutachterstelle für Schwangerschaftsunterbrechung II
24 Lübeck, Königstr. 127

Ärztekammer Schleswig-Holstein
Gutachterstelle für Schwangerschaftsunterbrechung III
239 Flensburg, Norderhofenden 21

Ärztekammer Schleswig-Holstein
Gutachterstelle für Schwangerschaftsunterbrechung IV
2245 Tellingstedt/Holst.

Ärztekammer Schleswig-Holstein
Gutachterstelle für Schwangerschaftsunterbrechung V
22 Elmshorn, Vormstegen 23

Ärztekammer Schleswig-Holstein
Gutachterstelle für Schwangerschaftsunterbrechung VI
236 Bad Segeberg, Bismarckallee 1/3

Westfalen-Lippe

Ärztekammer Westfalen-Lippe, Verwaltungsbezirk Arnsberg
Gutachterstelle für Schwangerschaftsunterbrechungen
577 Arnsberg, Ruhrstr. 18

Ärztekammer Westfalen-Lippe, Verwaltungsbezirk Bielefeld
Gutachterstelle für Schwangerschaftsunterbrechungen
48 Bielefeld, Hammerschmidtstr. 3

Ärztekammer Westfalen-Lippe, Verwaltungsbezirk Bochum
Gutachterstelle für Schwangerschaftsunterbrechungen
463 Bochum, Kurfürstenstr. 24

Ärztekammer Westfalen-Lippe, Verwaltungsbezirk Detmold
Gutachterstelle für Schwangerschaftsunterbrechungen
493 Detmold, Leopoldstr. 99

Ärztekammer Westfalen-Lippe, Verwaltungsbezirk Dortmund
Gutachterstelle für Schwangerschaftsunterbrechungen
46 Dortmund, Poststr. 36

Ärztekammer Westfalen-Lippe, Verwaltungsbezirk Gelsenkirchen
Gutachterstelle für Schwangerschaftsunterbrechungen
465 Gelsenkirchen, Gildenstr. 2

Ärztekammer Westfalen-Lippe, Verwaltungsbezirk Hagen
Gutachterstelle für Schwangerschaftsunterbrechungen
58 Hagen, Augustastr. 5

Ärztekammer Westfalen-Lippe, Verwaltungsbezirk Lüdenscheid
Gutachterstelle für Schwangerschaftsunterbrechungen
588 Lüdenscheid, Werdohler Str. 50

Ärztekammer Westfalen-Lippe, Verwaltungsbezirk Minden
Gutachterstelle für Schwangerschaftsunterbrechungen
495 Minden, Marienstr. 13

Ärztekammer Westfalen-Lippe, Verwaltungsbezirk Münster
Gutachterstelle für Schwangerschaftsunterbrechungen
44 Münster/Westf., Kaiser-Wilhelm-Ring 4/6

Ärztekammer Westfalen-Lippe, Verwaltungsbezirk Paderborn
Gutachterstelle für Schwangerschaftsunterbrechungen
479 Paderborn, le-Mans-Wall 9

Ärztekammer Westfalen-Lippe, Verwaltungsbezirk Recklinghausen
Gutachterstelle für Schwangerschaftsunterbrechungen
4352 Herten-Scherlebeck, Scherlebecker Str. 261

Quelle: Aus: ‚Medizinische Indikation zum therapeutischen Schwangerschaftsabbruch', herausgegeben von W. Ahrens und den Mitgliedern des Wissenschaftlichen Beirats der Bundesärztekammer. Deutscher Ärzte-Verlag GmbH. 1972.

L. Anmerkungen

Anmerkung 1

Abort-Nomenklatur

Nomenklatur und statistische Erfassung, subsummiert unter dem Wort A b o r t , werden trotz der Bemühungen der WHO nicht einheitlich in den verschiedenen Ländern gehandhabt. Nach der ICD sind drei Primär-Kategorien zu unterscheiden:

650 Abort mit Sepsis oder Toxaemie
651 Abort mit Sepsis
652 Abort mit Toxaemie ohne Sepsis.

Jede dieser drei Kategorien wird unterteilt in vier Untergruppen:

0 Spontan- oder unspezifizierter Abort
1 medizinisch induzierter oder legal induzierter Abort
2 induzierter Abort aus anderen Gründen
3 andere Abortarten

In der 8. Auflage des ICD (S. 243–244) sind die oben genannten vier Untergruppen in sechs Hauptgruppen unterteilt:

640 induzierter Abort aus medizinischen Gründen
641 induzierter Abort aus anderen legalen Indikationen
642 induzierter Abort aus anderen Gründen
643 Spontan-Abort
644 Abort ohne spezifizierte oder als Spontan-Abort charakterisierte Schwangerschaftsbeendigung
645 Aborte aus anderer Ätiologie.

(Einzelheiten s. Report of a WHO Scientific Group. WHO, Genf, 1970 [31])

Anmerkung 2

Prof. Dr. *H. Nachtsheim,* Berlin, fragt in diesem Zusammenhang unter der Überschrift:

„Fehlt uns der Mut zur Wahrheit?

Wir sitzen alle in einem Boot, dem Raumschiff Erde, und dürfen nicht aus der Reihe tanzen. Falls wir von der Dritten Welt Maßnahmen fordern, die wir im eigenen Lande als Verbrechen betrachten, so dürfen wir uns nicht wundern, wenn man – z. B. in Karibien – schon zu hören bekommt: "Birth control? – That's the new way to kill the Negroes." Verquickt man die weltweiten Forderungen nach Familienplanung und Geburtenkontrolle auch noch mit Rassenfragen, so macht dies eine Lösung des „Weltproblems Nr. eins", der ohnedies schon die größten Schwierigkeiten entgegenstehen, wohl zur Unmöglichkeit."

Berliner Ärzteblatt, 83. Jg. Heft 11, 711.

Anmerkung 3

Familienplanung und Schwangerschaftsabbruch

Unter Familienplanung im Sinne der International Planned Parenthood Federation (IPPF), in der 80 Staaten der Erde zusammengeschlossen sind, wird das Zusammenwirken von Sexualaufklärung und Sexualerziehung mit Schwangerschaftsverhütung einerseits, Bestimmung der Kinderzahl und der zeitlichen Regelung der Geburtenfolge andererseits verstanden. Unter den Grundforderungen dieser weltweiten Organisation sind zu nennen:

„Es kann wichtiger sein, die Geburt eines ersten Kindes zu verzögern, als die Geburt des vierten oder fünften Kindes zu verhindern."

„Jedes Kind soll das Recht haben, in eine Umgebung hineingeboren zu werden, in der es Liebe, Nahrung und Fürsorge findet."

„Das Glück, um das es in der Sexualerziehung geht, ist immer auch das Glück des anderen."

„Jedes Kind hat das Recht darauf, ein Wunschkind zu sein."

Im Sinne der IPPF ist ausdrücklich Schwangerschaftsabbruch kein generell geeignetes Mittel zur Familienplanung.

Die Deutsche Sektion in der IPPF ist leider hier immer noch viel zu wenig bekannt. Als PRO FAMILIA, Deutsche Gesellschaft für Sexualberatung und Familienplanung e. V. unterhält sie bisher 42 Beratungsstellen in folgenden Städten:

1000 Berlin 30	Schöneberger Ufer 55, Tel. 2 13 60 66
4800 Bielefeld	Stapenhorststr. 5, Tel. 7 14 22 (im DPWV-Haus)
4630 Bochum	Mühlenstr. 25, Tel. üb. 1 21 03
5399 Bonn-Nord	Kölnstr. 300, Tel. 65 66 39
3300 Braunschweig	Katharinenstr. 1, Tel. 3 08 44 (Studentenwerk)
2800 Bremen	Fedelhören 49, Tel. 32 15 33 (im DPWV-Haus)
2850 Bremerhaven-Leherheide	Julius-Leber-Platz, Einkaufszentrum
2190 Cuxhaven	Mittelstr. 7a, Tel. 3 81 41
6100 Darmstadt	Erbacher Str. 2, Tel. 2 05 91
4600 Dortmund	Reinoldistr. 17–19, Tel. 52 97 64
4000 Düsseldorf-Derendorf	Liststr. 2, Tel. 63 20 76 (im Haus der Arbeiter-Wohlfahrt)
4100 Duisburg	Friedensstr. 1, Tel. 2 41 00 (im DPWV-Haus)
2390 Flensburg	Wrangelstr. 17, Tel. 2 65 57

6000 Frankfurt/M.	Auf der Körnerwiese 5, Tel. 59 92 86
6230 Frankfurt/M.-Höchst	Gebeschußstr. 58, Tel. 31 63 68 (in den Räumen des Arbeiter-Samariterbundes)
6300 Gießen	Liebigstr. 35, Tel. 30 63 03
3400 Göttingen	Markt 3, Tel. 5 86 27
3380 Goslar	von-Garßen-Str. 6, Tel. 2 33 40 (nach telefonischer Vereinbarung)
2000 Hamburg 1	An der Alster 82, Tel. 24 26 20
2000 Hamburg-Harburg	Lühmannstr. 13, Tel. 77 11 51
2000 Hamburg-Altona	Bülowstr. 9, Tel. 88 28 61 (Frauenklinik)
3000 Hannover	Geibelstr. 54, Tel. 88 87 51
6430 Bad Hersfeld	Kreisgesundheitsamt, Tel. üb. 23 41
7500 Karlsruhe	Kronenstr. 15 (Haus der Familie), Tel. 6 72 67
2300 Kiel	Jägersberg 23 (im Haus des vertrauensärztlichen Dienstes)
2300 Kiel	Neue Universität, Westring, Studentenhaus
5000 Köln	Berrenrather Str. 129, Tel. 44 60 11
5090 Leverkusen-Rheindorf	Elbestraße, Tel. 2 22 28 (Städt. Mütterberatung)
2400 Lübeck	Königstr. 5
6500 Mainz	Neubrunnenstr. 8, Neubrunnenbad, Tel. 2 75 17
4020 Mettmann	Bismarckstr. 34, Tel. 2 48 55 (im DPWV-Haus)
4130 Moers	Augustastr. 1, Tel. 2 02 74
8000 München 2	Frauenlobstr. 22, Tel. 53 68 72
8500 Nürnberg	Kleine Insel Schütt 3 (Städt. Mütterberatung)
6050 Offenbach	Bleichstr., Eichendorff-Schule
5670 Opladen	Humboldtstr. 7, Tel. 4 50 36 (Gesundheitsamt)
4500 Osnabrück	Markt 24, Tel. 2 39 01 (nur Jugendberatung)
6600 Saarbrücken	Feldmannstr. 92 (im DPWV-Haus), Tel. 5 30 89
5900 Siegen	Wilhelmstr. 31, Tel. 5 25 31
7000 Stuttgart 1	Rosenbergstr. 65/68, Tel. 62 96 25
6200 Wiesbaden	Blücherplatz (in der Blücherschule)
5810 Witten	Schwanenmarkt, Tel. 5 19 41, App. 1640 (Gesundheitshaus)

Im Sinne von PRO FAMILIA arbeitet:

3500 Kassel	Holländische Str. 65, Tel. 8 64 40 Beratungsstelle für bewußte Elternschaft e. V.
5000 Köln	Mauritiussteinweg 66 (Gesundheitsamt) Nach tel. Anmeldung 23 29 51, App. 42

Vergleicht man das Netz der entsprechenden Beratungsstellen in England mit ca. 6000 und in Dänemark mit ca. 1200 derartigen Zentren, so ergibt sich, wie weit die Bundesrepublik noch immer in dieser präventiv- und sozialmedizinisch wichtigen Aufgabe zurücksteht.

Anmerkung 4

Schwangerschaftsabbruch – Schwangerschaftsunterbrechung – Abtreibung

Sprachliche Ungenauigkeit im Gebrauch der drei Wörter: Schwangerschaftsabbruch, Schwangerschaftsunterbrechung und Abtreibung sollte tunlichst vermieden werden. Der medizinisch präzise Terminus Schwangerschaftsabbruch sollte an die Stelle des meist benutzten Wortes Schwangerschaftsunterbrechung treten, da eine Curettage immer eine Beendigung = Abbruch, aber nicht Unterbrechung erzielt. Eine Schwangerschaftsunterbrechung würde sinngemäß eine Fortsetzung ermöglichen müssen.

Der Begriff Abtreibung sollte allein der kriminellen, gewerbsmäßig betriebenen Schwangerschaftsbeendigung auf illegalem Wege vorbehalten bleiben. *Gesenius* fragt deshalb: „Sollten wir Ärzte nicht das Wort ‚kriminell' in Verbindung mit dem Wort Abort, Fehlgeburt oder Abtreibung für die Frau ganz vermeiden?

Gesenius empfiehlt, das belastende und moralisierende Wort ‚kriminell' überhaupt zu streichen und zu ersetzen durch die Termini: Abortus arteficialis, provocatus, gewollter, versuchter, unerlaubter oder auch allenfalls Abortus illegalis [26].

Anmerkung 5

Verbrauch hormonaler Kontrazeptiva in Dänemark

Aus Dänemark liegen über den Verbrauch oraler Kontrazeptiva von Frauen im fertilen Alter (20–44 Jahre) folgende Zahlen vor:

Jahr	Anzahl der Verbraucher in %	Zahl der verkauften Einzelpackungen (in Millionen)
1966	8	–
1967	16	1,7
1968	23	2,4
1969	27	2,8
1970	31	3,3
1971	31	3,3

Anmerkung 6

Kinderschwangerschaften

Über Kinderschwangerschaften liegen aus England und Deutschland einige Zahlen vor. 1969 wurden in Großbritannien bei Mädchen bis zum Alter von 14 (sic!) Jahren 326 Schwangerschaften unterbrochen, bei Mädchen im Alter bis zu 16 Jahren wurde die Zahl mit 1213 angegeben. – Für die Bundesrepublik machte Prof. *Lund* vor Jahren folgende Angaben: 69 Mädchen unter 14 Jahren wurden uneheliche Mütter, unter 17 Jahren waren es 2362, von denen 46% unehelich geboren wurden. 75% aller Mütter, die jünger als 16 Jahre alt sind, bringen ihre Kinder unehelich zur Welt (n. einem Referat vor der ‚Akademie für ärztliche Fortbildung' in Berlin, 1966).

Anmerkung 7

Kanadische Gesellschaft für Psychiatrie zum induzierten Schwangerschaftsabbruch

Entsprechend den geschichtlichen Bindungen zwischen Kanada und Großbritannien ist in diesen beiden Ländern ein ähnlicher Weg zu verfolgen, wie man u. a. den „Back-street Abortionists", den Hinterhausabtreibern, wirksam begegnen kann. *Katz* berichtet in einem WHO-Bulletin, daß 1968 in Kanada 500 000 illegale Abtreibungen geschätzt wurden.

Eine rationelle Neugestaltung der Abortgesetzgebung wurde 1969 in Kanada vollzogen, die sich weitgehend an die britische Abortion Act anlehnt. Auch hier sind Stimmen laut, die eine völlige Freigabe fordern, da die bisherige Regelung gerade auch hinsichtlich der offensichtlich weiterhin heftig praktizierten illegalen Abtreibung nicht ausreiche. Die Kanadische Gesellschaft für Psychiatrie tritt in diesem Land als Förderer der Freigabe besonders hervor. Bei ihrer Jahrestagung im Juni 1970 in Winnipeg wurde folgende Resolution verabschiedet:

> „Die Zwangsunterbrechung ist eindeutig eine medizinische Maßnahme, über die der Arzt gemeinsam mit der Schwangeren zu entscheiden hat. Ist sie verheiratet, muß der Ehemann mit gehört werden."

Auch in Kanada zeigt sich ein Hochschnellen der Abortzahlen:

1970 wurden 11 152 legale Aborte (= 3,0 : 100 Lebendgeburten) registriert;

1971 waren es 30 949 (= 8,3 : 100 Lebendgeburten) Schwangerschaftsabbrüche. Der Anteil der Ausländerinnen war mit 0,1% extrem niedrig.

Anmerkung 8

Mittelalterliche Strafen

Folter, Räderung, glühender Zangenriß und Schwert waren Mittel der Bestrafung noch im Zeitalter der Aufklärung (sic!) nicht nur, wie wir gesehen haben in England, sondern auch in Deutschland:

„Der Codex iuris Bavarici behandelt wie das gemeine deutsche Recht die Abtreibung vor der Hälfte der Schwangerschaft ‚milder' (Schwert) als danach (Strafe des Kindesmords: lebendige Räderung von unten auf, bei Frauen Schwert und glühender Zangenriß). Die heimliche Niederkunft wird noch brutaler als in der Carolina geregelt: Der Frau wird jede Entschuldigungsmöglichkeit (Totgeburt) abgesprochen, sie wird als Kindesmörderin bestraft. Auch die fahrlässige Abtreibung durch Mißhandlung der Schwangeren wird mit dem Tode (Schwert) bestraft. Insgesamt zeigt der Schutz des werdenden Lebens im Codex iuris Bavarici keinerlei Abweichung vom gemeinen deutschen Recht.

Dähn, H., i.J. Baumann S. 335 [24].

Anmerkung 9

Berufung auf die abendländische Kultur

„In Deutschland scheint sich der Gesetzgeber zu scheuen, sich im Gesetz festzulegen. Die Berufung auf die „abendländische Kultur" hilft hier wenig, denn diese „abendländische Kultur" ist nicht das Alleingut Deutschlands. Auch andere Völker und Staaten dürfen sich ihrer, vielleicht eher und rechtmäßiger, rühmen. Und auch diese Kultur entbindet den Gesetzgeber nicht von seiner Pflicht, gute praktikable und zweckmäßige Gesetze zum Schutze und zum Wohle der Bürger zu erlassen."

Mergen, A. [32].

Anmerkung 10

Gutachterstellen ohne karteiamtliche Erfassung

„Was die Einrichtung, Besetzung und Ausstattung der Gutachterstellen angeht, denen die Entscheidung über die Genehmigung der Schwangerschaftsunterbrechung obliegt, wird sichergestellt werden müssen, daß diese Stellen ausschließlich mit privaten Ärzten, Psychologen, Psychiatern und Sozialhelferinnen besetzt werden und daß dort geführte Unterlagen streng vertraulich bleiben, also keinerlei behördlichen Kontrollen unterliegen. Nur so wird man erreichen können, daß eine Schwangere sich ohne Scheu und Furcht vor „karteiamtlicher Erfassung" einem solchen Gremium anvertraut. Vor allem müssen diese Gutachterstellen finanziell so ausgestattet werden, daß sie in Notfällen wirksame Sozialhilfe zu leisten vermögen."

Wessels, J., in: „Abtreibung i. d. Diskussion" S. 65 [33].

Anmerkung 11

Plädoyer für die Fristenlösung

Daß die Spaltung in der deutschen Öffentlichkeit quer durch alle Gruppierungen geht, so auch in der SPD, zeigt das ‚Plädoyer für die Fristenlösung', das der Arzt und Senator für Gesundheit und Umweltschutz in Berlin-West, Prof. *Wolters*, als Beitrag in die Auseinandersetzungen am 9. 12. 1971 einbrachte:

> „Die Notwendigkeit einer Reform der §§ 218ff StGB ist in der Öffentlichkeit nahezu unbestritten. Die Vorschrift hat ihr Ziel, werdendes Leben zu schützen, verfehlt. Sie verursacht vielmehr seelisches Leid, verstärkt die soziale Ungerechtigkeit, begünstigt Folgekriminalität und führt zu Zufallsbestrafungen.
>
> Jeder Reformvorschlag ist daran zu messen, ob er diese unerträglichen Wirkungen ausschließt, alle schutzbedürftigen Rechtsgüter einbezieht und der sozialen Wirklichkeit entspricht. Von der Verfassung geschützt sind auch die „unantastbare Würde" und die „freie Entfaltung der Persönlichkeit" der Mutter. Jeder Frau muß das Recht eingeräumt werden, selbst darüber zu entscheiden, ob sie ein Kind austragen will oder nicht. Sie muß die Chance haben, die Fortsetzung einer nicht bewußt gewollten Schwangerschaft abzuwägen gegen die Bereitschaft und Fähigkeit, die Pflichten der Eltern auf sich zu nehmen.
>
> Zum Schluß sei angemerkt, daß eine eingehende und rechtzeitige Aufklärung über die Möglichkeiten der Schwangerschaftsverhütung selbstverständlich ist. Keine Frau wird dann ohne schwerwiegenden Grund noch das Bedürfnis nach einem Abbruch der Schwangerschaft haben. Umso mehr kommt es darauf an, die Fristenlösung politisch durchzusetzen."

Anmerkung 12

Plädoyer einer Frau für die Frauen

„Aus vielen Briefen, die mich erreichen, klingt die trostlose Einsamkeit der Frauen heraus, wenn sich ein ungewünschtes Kind anmeldet.

Die Minderjährige fürchtet den Skandal zu Hause, die unverheiratete Frau die Verachtung der Umgebung, die kinderreiche Mutter die unerträglich werdende Belastung, die Vergewaltigte ein Verbrecherkind, der Lehrling den Verlust des Ausbildungsplatzes, die junge Frau, daß ohne ihre Berufstätigkeit das Studium des Mannes nicht durchgehalten werden kann. In einer solchen Lage, wo Schwangerschaft, Betreuung und Erziehung unter besonders schweren Bedingungen vor ihr liegen, brauchte die Frau verständigen Rat und menschliche Hilfe. Aber solange § 218 in der jetzigen Form besteht, wird sie sich schwerlich Dritten anvertrauen, weil sie Verrat für den Fall fürchtet, daß das Kind nicht kommt. Können wir ermessen, was es heißt, einem Menschen in einem ernsten Konflikt das Sich-Aussprechen-Können zu versagen?"

Lieselotte Funcke, in „Abtreibung i. d. Diskussion" S. 83 [33].

Anmerkung 13

Vergleichende Statistik krimineller Aborte in den Kulturländern

1880–1960

Länder	Jahr	Zahl der Geburten	Geschätzte Zahl der Aborte	Verhältnis von Abort- zu Geburtszahl	Autor
Deutschland	1880	–	–	1 : 10	
Deutschland	nach 1918	–	–	1 : 4	
UdSSR	1928	–	–	mehr als 1 : 1	
Deutschland	1929/30	–	600 000 bis 1 000 000	1 : 3	Bumm
Deutschland	1933	–	660 000	1 : 2	Philipp
Deutschland	1939	–	220 000	1 : 6	Philipp
Deutschland	nach 1945	–	–	1 : 1	Harmsen
Bundesrepublik Deutschland	1952	–	–	1 : 1	Harmsen
Hamburg	1953	–	–	3 : 1	Dietel
Bulgarien	1958	139 000	80 000	1 : 1,6	Mehlan
Ungarn	1959	159 000	80 000	1 : 2	Hirschler
Tschechoslowakei	1959	217 000	10 000 bis 30 000	1 : 20 bis 1 : 7	Vojta
Großbritannien	1960	922 000	110 000 bis 150 000	1 : 8 bis 1 : 6	Jackson

Länder	Jahr	Zahl der Geburten	Geschätzte Zahl der Aborte	Verhältnis von Abort- zu Geburtszahl	Autor
Dänemark	1960	76 400	10 000 bis 25 000	1 : 8 bis 1 : 3	Hoffmeyer
Deutsche Demokratische Republik	1960	292 000	60 000 bis 120 000	1 : 5 bis 1 : 2,5	Mehlan
Frankreich	1960	818 600	400 000 bis 1 200 000	1 : 2 bis 1,5 : 1	Dourlen
Paris	1960	95 000	150 000	1,5 : 1	Mehlan
USA	1960	4 285 000	200 000 bis 1 200 000	1 : 20 bis 1 : 4	Tietze
Japan	1960	1 616 000	etwa 2 Mill.	1,3 : 1	Mehlan

Quelle: Nach *F. v. Rohden*, ÄM Nr. 15/13. 4. 1963

Anmerkung 14

Verbrauch von Zyklus-Packungen

im Monatsdurchschnitt (in Mill.)

	1970	1971
USA	6,0	6,8
Deutschland	2,3	3,2
England	1,3	1,4
Frankreich	0,7	1,0
Australien	0,6	0,7
Schweden	0,4	0,4
Belgien	0,25	0,3
Schweiz	0,2	0,25
Neuseeland	0,15	0,2

Ärztemuster sind nicht berücksichtigt. Ihr Umfang im Gesamtverbrauch ist sicherlich von Land zu Land unterschiedlich. Sie werden aber zweifellos die Differenz ausgleichen, die zwischen Verkauf und Verbrauch besteht.

Anmerkung 15

§ 218 – unhaltbar

Auch der katholische Moraltheologe *Bökmann* sieht die Unwirksamkeit der derzeitigen Gesetzesvorschriften und gibt zu, „daß das Gesetz zu einer Farce geworden sei."

„Diesen Zustand – leider – als rechts- und gesellschaftspolitischen Skandal zu bezeichnen, wird kein rechtlich Denkender bei aller Besonnenheit vermeiden können. Für mich ist diese unhaltbare Lage der – leider – unabweisbare Anlaß, eine Neuregelung als erstrebenswert anzunehmen, die in die Zukunft weist, wahrhaftig und ernsthaft das Grundgesetz achtet, die faktischen Verhältnisse verbessert und die rechtspolitische Glaubwürdigkeit wiederherstellt."

Prof. *Bökmann* i. d. Öffentlichen Anhörung am 10. 4. 1972 [25].

Anmerkung 16

Das Problem der Vorrangigkeit aus katholischer Sicht

Ein anderer führender katholischer Moraltheologe, Prof. *Franz Böckle,* äußerte sich zum Problem der Vorrangigkeit wie folgt:

„Solange der Keimling von seiner Struktur her prinzipiell noch zur Teilbarkeit offen ist, solange er also noch nicht einmal zu einem Individuum im strengen Sinn geworden ist, kann sinnvoll wirklich nicht mit dem Überstieg zum personalen Sein gerechnet werden. Es liegt vielmehr nahe, daß dieser Überstieg sich erst in einem Zeitpunkt der embryonalen Entwicklung vollzieht, in dem der Organismus auf höhere Funktionen hin ausgerichtet wird. Dazu ist die Ausbildung der Großhirnanlage absolute Voraussetzung. Dieser Termin liegt allerdings schon recht früh. Innerhalb der dritten Entwicklungswoche liegt das Ende jeder auch theoretisch möglichen Zwillingsbildung, der Beginn der Herzpulsation und ebenfalls der Beginn der Organogenese des Gehirns.

Es liegt nun absolut nicht in unserer Absicht, mit diesen Überlegungen ein Hintertürchen zu öffnen, um den Keimling doch schutzlos der freien Verfügung des Menschen preiszugeben. Denn zunächst gilt, was wir schon früher gesagt haben: der Keimling ist von der ersten Entwicklung an schutzwürdig. Gleichwohl können uns die angestellten Überlegungen doch helfen, Konfliktsituationen zu lösen, in denen es um menschliches Leben geht. Denn es müßte doch jeder vernünftigen Ethik einleuchten, daß mindestens da, wo ein sicheres menschliches Lebensrecht gegen ein unsicheres unmenschliches Leben steht, das erstere den Vorrang haben muß."

F. Böckle in „Abtreibung i. d. Diskussion" [33].

M. Sachverzeichnis

N. Autorenverzeichnis

FSC
www.fsc.org
MIX
Papier | Fördert
gute Waldnutzung
FSC® C083411

Zeitfracht Medien GmbH
Ferdinand-Jühlke-Straße 7
99095 Erfurt, Deutschland
produktsicherheit@kolibri360.de